JN114206

心理職を目指す大学院生のための

精神科実習ガイド

津川 律子・橘 玲子 / 編

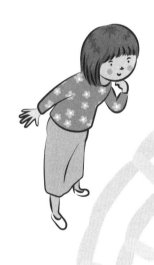

誠信書房

刊行に際して

　本書は，『臨床心理士をめざす大学院生のための精神科実習ガイド』（2009年刊）をアップデートし，書名・装丁を変更した「改訂版」である。

　2009年の「まえがき」をそのまま残してあるので，当時の自分の思いを再読すると，志そのものはまったく変わっていない。しかし，心理職を取り巻く状況は大きく変わった。公認心理師法が成立し，2015（平成27）年9月16日に公布された。2018（平成30）年9月9日に第1回試験が実施され，本年（2022年）7月17日に第5回試験が実施された。この第5回試験で，いわゆる区分G（現任者）の受験は終了した。今後は，基本的に四年制大学で施行規則に定められた科目を履修し，大学院においても同様の科目を履修して受験するという受験ルート（区分A）などを中心に，公認心理師の基本教育を受けた受験生が大半になるものと推察される。

　公認心理師の養成には，四年制大学の段階から医療機関による実習が必須となっているため，精神科における実習は全国各地でますます盛んに行われるようになったと考えられる。そのための参考書，それも実習生の体験などを含めた参考書を探していたが，意外にも旧版に近い類似書がまだないことに気づいた。もともと，臨床心理士の養成課程における精神科実習（大学院）を前提に書かれていた旧版であるが，公認心理師の養成，それも四年制大学における実習を含めて考えたとき，本書が果たす役割はまだあるかもしれないと感じた。

　実際には，たとえば実習ノートの書き方など，必修化によってどんどん精緻になっていく部分はあると思われるが，実習の本質は時を経ても同じものがあるように思う。

　旧版の中で「精神医学は，社会で最も理解されていない方々の人生に寄り添う，医学のなかで最も全人的な営みであり，この職業に従事することを誇

りに思う」という一文が紹介されていたが，これを臨床心理学に置き換えると次のようになるであろうか。

「臨床心理学は，社会のなかで苦悩し，自分を模索している方々の人生や生活そのものに寄り添う，心理学のなかで最も全人的な対人支援の営みであり，この職業に従事することを誇りに思う」

未来の心理職へ，この言葉を捧げたい。

2022（令和4）年9月

編者のひとりとして　津川 律子

旧版まえがき

　かねてから心理職の精神科実習に関する本があればと感じていたので，本書の企画について打診を受けたとき，同じことを感じてくれていた出版社の存在を知って，素朴に有り難かった。

　私自身が，精神科において，実習生の身分を経験し，実習生を受け入れる現場の臨床家（非常勤も常勤も）という経験をしている。加えて，実習生を送り出す側の大学人という経験もしている関係上，それぞれの立場で感じることの異同について，自分のなかでは少し世に問いたいところもあった。そこで，編集をお引き受けするのにあまり躊躇はなかった。しかし，ひとりで執筆者の選定をすると偏りが大きくなるため，共編者を求めたところ，病院臨床の大ベテランである橘玲子先生にご快諾いただき，こころ強くことを進められたことは，大きな支えとなっている。

　さて，本書を紐解くまでもなく，臨床心理士志望者の臨床心理実習全般に関してはまだ過渡期にあり，充分に整ったものとはいえないのが実情である。これからみんなで何をどう整えていったらよいのかを検討するためにも，現在の実習がどうなっているのかについて把握しないことには始まらない。そのためのたたき台として，本書が役立てば幸いである。

　本書は大きく三つの章から成っている。第Ⅰ章「臨床心理実習における精神科実習の意味」，第Ⅱ章「精神科実習の実際」，第Ⅲ章「いろいろな立場からみた精神科実習」である*。全部で15人の執筆者が各々に違った内容を述べる一方で，複数の執筆者が同じようなことを書いている重複部分の存在に読者は気づくであろう。各々の執筆者は他者の原稿を見ずに執筆しているので，複数の執筆者がふれるということは，特定の医療機関や地域においてで

＊　新版（本書）では全体構成を大幅に変更し，Ⅳ部，13章建てとした。

はなく，どこの精神科で実習を行うにしても，それは大切なことなのであり，編者としてはあえてそれらを無理に一つに絞って残すことをしなかった。その点，あらかじめお断りしておきたい。

　いま臨床心理士をめざしている大学院生の方々は，将来，自分がどのような領域（保健・福祉・教育・産業・司法・矯正・保護・その他）で働くにせよ，精神科における経験が必要であると筆者は考えている。なぜ必要なのかという問いに対する答えは，本書のなかに見出せるであろう。

　これから精神科実習に赴く臨床心理学系大学院生たちにとって，本書が何らかの示唆となり，この本の読者のなかから，将来，精神科臨床に従事する臨床心理士が輩出されることを，精神科臨床を愛する私は祈っている。そのうえ，欲張りな願いではあるが，実習生を受け入れる現場の臨床心理士や，実習生を送り出す大学人にとっても，本書に何らかの参考になるものが含まれていれば幸せである。

　最後に，日々，多くの臨床心理士志望者を実習生として受け入れてくださっている精神科病院経営者の先生方，実習生の面倒をみてくださっている臨床心理士をはじめ，精神科医・精神科看護師・作業療法士・社会福祉専門職者など多くの関係スタッフの方々，およびユーザーご自身とそのご家族の方々に，本書の発刊にあたり，心理職者のひとりとして日ごろの感謝を心より申し上げたい。

　　　2009 年 1 月

　　　　　　　　　　　　　　　　　　　　　　　　　　　　津川 律子

目　　次

第 I 部　精神科実習の位置づけと事前準備

第1章　臨床心理実習における精神科実習の意味

［津川律子］

 臨床心理士になるための指定大学院における実習カリキュラム

　2021 年 6 月 1 日現在，臨床心理士になるための指定大学院（1 種と 2 種）は，全国で 153 校ある（表 1-1）。また，これとは別に専門職大学院が 5 校ある。153 校の指定大学院においては養成カリキュラムが定められており，表 1-2 のようになっている（専門職大学院は別に定められている）。実習は，必修科目の中に位置づけられており，「臨床心理基礎実習」と「臨床心理実習」の 2 つから成っている。この 2 つの実習は臨床心理士養成の中核を担っている。

(1)　実習の位置づけ

　さて，この 2 つの実習の内容はどう規定されているのであろうか。「臨床心理士受験資格に関する大学院指定運用内規」（2013 年 4 月 1 日改訂，以下「内規」と略す）および「大学院指定制申請の手引（申請用）改訂版」（以下「手引」と略す）には，たくさんの条件が書かれている。主として，①担当する教員について，②実習施設について，③カリキュラムについてである。なお，指定校には第 1 種と第 2 種があるが，第 2 種の申請受付は現在，終了している。

●担当する教員●

　主要点として，次のようなものがある。

　①担当教員は大学院担当として発令されている者に限る。

　②担当教員は臨床心理士の資格を有する者 5 名以上で，専任教員（教授・准教授・専任講師）は 4 名以上が必要である。

表 1-1　都道府県別・臨床心理士数と指定大学院・専門職大学院数

(2021 年 6 月 1 日現在)

県名	臨床心理士数	養成校数		県名	臨床心理士数	養成校数	
北海道	873	4 (1)		大　阪	2,588	10	**1**
青　森	144	0		兵　庫	1,968	9	
岩　手	222	1 (1)		奈　良	536	4	
宮　城	514	3		和歌山	187	0	
秋　田	125	1		鳥　取	174	1	
山　形	149	1		島　根	219	1	
福　島	315	3		岡　山	542	4	
茨　城	507	3		広　島	784	4	**1**
栃　木	298	1		山　口	356	3	
群　馬	309	1		香　川	272	1	
埼　玉	1,825	10		徳　島	281	3	
千　葉	1,469	3 (1)		愛　媛	227	1	
神奈川	2,966	6		高　知	151	0	
東　京	6,692	29 (3) **1**		福　岡	1,597	8	**1**
新　潟	414	2 (1)		佐　賀	196	1	
長　野	377	1		長　崎	276	0	
山　梨	214	1		熊　本	300	0	
富　山	164	0		大　分	279	2	
石　川	240	1		宮　崎	142	0	
福　井	190	1		鹿児島	379	2	**1**
静　岡	676	2		沖　縄	322	1 (1)	
愛　知	2,230	11		国内計	35,258	153 (8) **5**	
岐　阜	414	2		海外計	103	0	
三　重	321	1		内外計	35,361	153 (8) **5**	
滋　賀	423	0		逝去等	3,036	0	
京　都	1,411	10		総　計	38,397	153 (8) **5**	

（　）内の数は 2 種校　　　　　　　　　　　　　　　　　　（藤原, 2021）
右側の**太字**の数は専門職大学院

表 1-2　**大学院（修士課程）で履修するカリキュラム**（平成 15 年度以降適用）

①必修科目・単位：臨床心理学特論………4 単位
　　　　　　　　　臨床心理面接特論……4 単位
　　　　　　　　　臨床心理査定演習……4 単位
　　　　　　　　　臨床心理基礎実習……2 単位
　　　　　　　　　臨床心理実習…………2 単位

②選択必修科目群：前項①に定める必修科目以外の臨床心理学またはその近接領域に
　関連する授業科目（実習を含む）は，当分の間，以下の科目に関連する科目とする。

［A群］	［B群］	［C群］
心理学研究法特論	人格心理学特論	社会心理学特論
心理統計法特論	発達心理学特論	人間関係学特論
臨床心理学研究法特論	学習心理学特論	社会病理学特論
	認知心理学特論	家族心理学特論
	比較行動学特論	犯罪心理学持論
	教育心理学特論	臨床心理関連行政論

［D群］	［E群］
精神医学特論	投映法特論
心身医学特論	心理療法特論
神経生理学特論	学校臨床心理学特論
老年心理学特論	グループ・アプローチ特論
障害者（児）心理学特論	臨床心理地域援助特論
精神薬理学特論	

（藤原，2021）

③そのうち，2 名以上は必ず教授であること。

④研究指導担当教員一人あたりの院生は 1 学年で 5 名以下とする。

●実習施設●

主要点として次のようなものがある。

①「臨床心理実習」を実施することが可能な附属臨床心理相談室又はこれ
　に準ずる施設を有すること。

②附属の学内臨床心理施設は，事務室 1，待合室 1，面接室 3，プレイ
　ルーム 2，研修員室 1 を備える。

③この施設には，事務処理のため最低1名の職員を配置する。

④この施設は1カ所にまとまり1階に設ける。

⑤この施設を運営し，責任を持つ臨床心理士資格を有する教員あるいはスタッフを配置する。

⑥遵守すべき運営内規，業務マニュアル，倫理規程等を整備する。

⑦事例担当にあたっては，倫理規程の遵守，スーパーヴィジョンを受け，ケースカンファレンスでの検討機会をもつことを大学院生に義務づける。

⑧社会に対して責任ある臨床心理サービスを提供する公益機関であること（地域に対して開かれた支援機関）。

●カリキュラム●

カリキュラムにおける実習のあり方については，次にまとめる。

(2)　臨床心理基礎実習とは

前述の「内規」および「手引」に詳細が示されている。主として次のような内容である。

①臨床心理基礎実習は修士1年次に開講する。

②複数の教員が一緒に面接の基礎的技術を学習させる。

③担当教員はすべて臨床心理士でなければならない。

④同一の教員が2つの実習科目を担当することは避ける。

上記のように，実習の内容に関しては「面接の基礎的技術を学習させる」とあり，この「臨床心理基礎実習」の段階では学外での実習は義務づけられていない。

(3)　臨床心理実習とは

それに対して「臨床心理実習」では，前述の「内規」および「手引」にあるように，主として次のような内容である。

①臨床心理実習は修士2年次に開講する。

②附属の学内臨床心理施設での実習を軸とし，学外の臨床心理関連施設での実習も含める。

③倫理規程を遵守すること，スーパーヴィジョンを受け，ケースカンファレンスでの検討機会をもつこと。

④複数の教員が担当し，すべて臨床心理士でなければならない。

⑤同一の教員が2つの実習科目を担当することは避ける。

⑥臨床心理実習のためのスーパーヴィジョンについては，臨床心理士をスーパーヴァイザーとする定期的な個別指導の形態を提供する。

⑦加えて，グループ・スーパーヴィジョンや心理査定のスーパーヴィジョンなども設定することが望まれる。

2　公認心理師になるための実習カリキュラム

　公認心理師（国家資格）の受験資格を得るために取得が必要な科目のなかで，実習にあたるものは，学部では「心理実習」，大学院では「心理実践実習」と定められている（公認心理師法施行規則，2017）。つまり，「心理実習」と「心理実践実習」が，実習の大きな柱となっている。

(1)　学部の「心理実習」

　定められている要点は次のとおりである（「公認心理師法第7条第1号及び第2号に規定する公認心理師となるために必要な科目の確認について」，2020）。

●教員や実習指導者●

　主要点は以下のとおりである。

①心理実習を受講する学生15人につき，1人の担当教員を置く。

②担当教員は，公認心理師の資格を取得した後，5年以上業務に従事した経験を有する者で，かつ定められた講習会を修了した者とする（ただし，当分の間は例外規定あり）。

③実習指導者は，公認心理師の資格を取得した後，5年以上業務に従事した経験を有する者で，かつ定められた講習会を修了した者とする（ただし，当分の間は例外規定あり）。

④実習担当教員による巡回指導は，概ね週1回以上定期的に行う。

●**実習関連**●

　これに関係することとしては，以下のとおりである。

①実習計画が実習施設との連携の下に定められている。

②実習において知り得た個人の秘密の保持について，実習生が十分配慮するよう指導する。

③実習中のリスク管理等について，実習施設との間で十分に協議する。

④実習生が良好な健康状態にあることを確認する。

⑤実習生用の「実習指導マニュアル」および「実習記録ノート」等を作成して活用する。

⑥実習後においては，実習生ごとに実習内容についての達成度を評価し，必要な個別指導を行う。

⑦実習の達成度等の評価基準を明確にし，評価に際しては実習施設の実習指導者の評定はもとより，実習生本人の自己評価についても考慮して行う。

⑧心理実習の時間は80時間以上。

⑨保健医療，福祉，教育，司法・犯罪，産業・労働の5分野（「主要5分野」と呼ばれる）に関する施設において，見学等による実習を行いながら，実習指導者又は実習担当教員による指導を受ける（ただし，当分の間は医療機関での実習を必須とし，医療機関以外の施設における実習については適宜行う）。

　このように，本書に関わることとして，医療機関における実習が必須となっている点が挙げられる。なお，どういった医療機関かは指定されていない。

　また，実習の内容として主要なものは，次の①～③について，基本的な水準の修得ができることとされている。

①心理に関する支援を要する者へのチームアプローチ。

②多職種連携及び地域連携。

③公認心理師としての職業倫理及び法的義務への理解。

(2)　大学院の「心理実践実習」

　定められている要点は次のとおりである（「公認心理師法第7条第1号及び第2号に規定する公認心理師となるために必要な科目の確認について」,2020）。

●教員や実習指導者●

　これに関する主要点は，以下のとおりである。

　①心理実践実習を受講する学生5人につき，1人の担当教員を置く。

　②，③，④は学部の「心理実習」と同様である。

●実習関連●

　その他，「心理実践実習」に関することとしては，以下のとおりである。

　①心理実践実習の時間は450時間以上。うち，学外施設における実習時間は90時間以上。

　②主要5分野のうち3分野以上の施設において実習する。

　③医療機関における実習は必須とする。

　④医療機関以外の施設においては見学でも可。

　ここでも医療機関における実習が必須となっており，どういった医療機関かは指定されていない。

　また，実習の内容として主要なものは，次の①〜⑤について，見学だけでなく，心理に関する支援を要する者等に対して支援を実践しながら，実習指導者または実習担当教員による指導を受けることとされている。

　①心理に関する支援を要する者等に関する知識及び技能の修得（コミュニケーション，心理検査，心理面接，地域支援等）。

　②心理に関する支援を要する者等の理解とニーズの把握，および支援計画の作成。

　③心理に関する支援を要する者へのチームアプローチ。

　④多職種連携および地域連携。

　⑤公認心理師としての職業倫理および法的義務への理解。

　さらに，担当ケースに関する実習の時間は270時間以上（うち，学外施設

での当該実習時間は 90 時間以上）となっている。

 ## 3　医療，特に精神科における実習でなければ得られないもの

　これまで見てきたように，これから心理職に就く者たちのほとんどは，医療における実習を受け，それも結果としてメンタルヘルスに関わる医療部門での実習を受けて，巣立つことになるだろう。代表は精神科である。それでは，「精神科」もしくは「医療」における実習でなければ得られないものがあるとすれば，それは何なのだろうか。体験に基づくものにすぎないが，少なくとも次の 5 つを挙げておきたい。

(1)　統合失調症など精神病圏の患者と直に接することができる

　これは本当にかけがえのない体験である。統合失調症をもつ患者たちが，基本的にはどれだけ心優しい人たちなのかは，一緒にいてみないことには分からないであろう。重篤な状態にある方々と閉鎖病棟で一緒にいるといった体験も代えがたい。また，筆者は軽度意識障害の患者と話すことや，器質性障害・症状精神病といった疾患をもつ患者と接することも，重要と考えている。百聞は一見にしかず，である。

(2)　精神医学の発想や思考過程が理解できる

　どの専門職にも基本となる考え方がある。精神医学には精神医学の発想や思考過程があるので，実習ではそれがよく分かる。分かると何が良いかというと，将来ずっと精神科医療で働くことが希望の心理職志願者は別として，むしろ医療以外に就職する人々にとって，精神科医の発想や思考過程が分からないと一緒に組みにくい。心理学を基礎からきちんと学んだ精神科医は意外なほど少数なので，精神科医側からすると精神医学と臨床心理学の違いが分かりづらい。それゆえ，心理職志願者のほうが，医師の立脚する疾患モデルの特徴を理解する努力が必要である。

(3) 医療でなければできないこと，医療ではできないことが分かる

　精神科に限らず医療のなかにいると，実際に医療がどう動いているのかが体験的に分かるので，結果として，医療でなければできないことと，医療ではできないことが分かってくる。これは大切な体験で，医療の経験を持たないと，医療をひどく過大視したり，逆に過小評価してしまう傾向が強いのではないかと感じている。「ともかく病院に回せば何とかなる」といった発想と，「医療なんて結局は何もできない」といった極端な発想である。

(4) 医療にまつわる経済・法律などが見えてくる

　純粋な心理学の教科書にあまり書かれていない知識を得ることができる。ある患者が診察を受けて，いくら払い（または，払わなくよい手続きをふんでいて），それが医療機関にどのように還元されるのか，医療にまつわる経済を体験できるだろう。また，医療に関連した法律が，いかに医療者・患者やその家族に影響しているかを直に体験することになるだろう。それによって，ニュースなどで報じられている内容と，自分たちの仕事がどんなに密接なものかを感じることになるであろう。

(5) 等身大のチーム医療が体験できる

　チーム医療というと，何かテレビドラマに出てくるような理想的な人間関

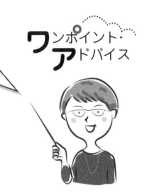

居場所を移動するときは，スタッフの誰かに必ずそのことを告げておきましょう。「外来へ行ってきます」「これから午後はずっとデイケア・ルームにいます」など。特に，昼食を買いに院外に出る場合など，どこに行くのか，どれくらいで病院に帰るのかも伝えておきます。自分の所在を常に明らかにしておくことは，医療関係者の基本姿勢ですよ。

係を思い浮かべるという傾向はないだろうか。しかし，チーム医療は，多職種がいる民間企業と同じ側面がある。よく機能している場合もあるし，そうでもない場合もある。等身大の姿が現場にはある。それを知ることによって，精神科へのリファーの仕方や連携の仕方，精神科に対するマナーなどが身につくであろう。また，実習機関によって心理職の働きぶりも異なっているはずである。読者が心理実習生であれば，同期や先輩たちが違う実習現場に行っていることも多いであろうから，なぜそのような違いが生じているのかに関して，未来を担う者として冷静に比較・検討してみてほしい。

4　未来に向かって

　だいぶ前の調査になるが，臨床現場の臨床心理士にとって実習生を受け入れて良かったという回答のナンバーワンは，「人に教えることでの学び・気づき」であった（日本心理臨床学会第 24 回大会シンポジウム「臨床心理実習の実態と変革に向けて」，2005／未公刊）。実習生に教えることで，現場のスタッフも多くのことを学んだり，気づいたりする。真摯で懸命な実習生を迎え入れると，自分の気持ちも初心に返り，チーム全体が活気づくのを感じる。こういったことは今も昔も変わらないであろう。なにより，今後の心理臨床実践を担うのは，今の学部生や大学院生の人たちである。そう考えると，どの領域に勤めていても，心理支援を行っている臨床現場の実務者は，実習に無関心ではいられないはずである。法律や制度を含めて実習のあり方について共に考えていく，大学教員任せにしないで考え，意見を出していくことが必要なように思う。そもそも，自分たちもかつて実習生として受け入れてもらった体験があっての現在であろう。

　こうしてみると，精神科を筆頭として，実習のあり方について関与しつつ考え続けることは，クライエントとその家族を支援する対人援助職者の職業上の使命のひとつと考えられるのではないだろうか。

本章の要点

1. 臨床心理士養成に関する実習は必須科目に位置づけられており，大学院修士課程における「臨床心理基礎実習」と「臨床心理実習」がある。
2. 公認心理師養成に関する実習は必須科目に位置づけてられており，学部における「心理実習」と，大学院における「心理実践実習」がある。
3. 医療，とくに精神科実習を体験することの意味は，むしろ資格取得後，精神科以外に勤務する心理職にとって，重要である。

Summary Abstract

引用文献

藤原勝紀（2021）．専門教育，資格試験，専門業務．財団法人日本臨床心理士資格認定協会監修　新・臨床心理士になるために（令和 3 年版）．誠信書房，pp. 11-43.

読んでおきたいブックリスト

大熊輝雄（2013）．現代臨床精神医学（改訂第 12 版）．金原出版

筆者は，かつて修士 1 年の前半に，この本（旧版）を 6 カ月かけて熟読しました。それがどんなにその後の精神科生活で役立ったことでしょう。精神科臨床を本気で身につけようとする方にとって，この本のような良質の精神医学テキストを，一冊は読破することをお勧めします。そして，いつもそばに置いておき，何かあるたびにめくって，概念を確認してください。

COLUMN 1
臨床心理職候補として精神科実習に臨む学生に願うこと

［奥村茉莉子］

　臨床心理職の職場は幅広く，病院，学校，福祉施設，矯正施設，警察の相談センター，会社のカウンセリングルーム等，多岐にわたる。そして，職場環境，相談対象の抱える問題内容，協働する他の専門職，また雇用のされ方など，さまざまな点で相違がある。

　ただ，相談対象は，日常対人関係に何らかの困難を抱えている点で共通している面もある。

　精神科における実習では，直接患者の相談に関わることは少なく，外来診療の陪席や病棟・デイケアの見学，その職場の臨床心理職の仕事の実際を知る，といったことが課題になるであろう。

　臨床心理職が昨今のように数多くはなかった半世紀前には，学生のときからきちんとした実習を経験できる体制はなかったので，実習と言えば“見学”が主であった。思い出すのは，精神科病棟で，社会生活に困難をきたし収容生活を送っている人々を対象に「見学する」という立場は，何とも申し訳ないような体験だったことである。

　病棟にお邪魔して，患者たちとの間で，「見る，見られる」瞬間の関係で言えば同じ立場にいるのだが，あちらとこちらの間には大きな溝がある。この溝は，「あちらは精神病者，こちらは健常者（？）」ということだけに由来するのではない，とおぼつかないながら意識され，しかしその意識がはっきりした言葉にならず，思考が停止する索漠とした体験であった。そこにある“自由”の違いにただ申し訳なさを感じ，見学などしてはいけない場だとも思われた。近年はデイケアや集団プログラムも一般的になり，収容というより社会に近い関係で関わることができる場が増えたのは，実習する者にとってはありがたいことである。

　社会では，“個性”がいろいろに発揮されている様子を，当然のこととして私たちは経験する。満員電車でつり革につかまっていても，周囲の人々がそれ

　ぞれ個性を持ちつつ，程度の差はあれ自分と同じ時間の流れの中で，社会の目的に関わりながら生きていることを疑うことは稀であろう。腰かければ居眠りができるのも，そうした安心のうえのことである。

　精神科病棟の中では，外では個性として経験されるものが，あえて言えば剥ぎ取られていて，その場の人のありようの質の感じが索漠としている，「収容生活にある人たち」経験だった。いま言語化すると，そういうことになると思う。

　精神科医の中井久夫先生は，収容されている精神病者の症状と見なされることの多くは，収容生活の中で積もった外傷体験のなせる技であるという意味のことを書かれ，そうした外傷を癒しつつ，中核にある病の本質に治療を及ぼす技を追求しておられる。

　話は変わるが，病院は医療法の定めをその根拠とし，医療の基本理念を示す第一条の二には以下のような規定が示されている。

　　「医療は，生命の尊重と個人の尊厳の保持を旨とし，医師，歯科医師，薬剤師，看護師，その他の医療の担い手と医療を受ける者との信頼関係に基づき，及び医療を受ける者の心身の状況に応じて行われるとともに，その内容は，単に治療のみならず，疾病の予防のための措置及びリハビリテーションを含む良質かつ適切なものでなければならない。

　　医療は，国民自らの健康の保持のための努力を基礎として，病院，診療所，介護老人保健施設その他の医療を提供する施設，医療を受ける者の居宅等において，医療提供施設の機能に応じて効率的に提供されなければならない」

　ここでは，医療を提供する側と受ける者との関係について，「信頼関係に基づき」「国民自らの健康の保持のための努力を基礎として」と述べられている。医療は「受け手自らの自主的努力」および，「提供側と受け手の信頼関係」とを前提として成り立つ営みであるとされている。

　医療はこのように，提供者と求める側との信頼と合意のもとの暗黙の契約関係を，法律的には前提している。受診時に商取引のような契約書を交わすわけではないが，カルテを作ることは契約のひとつであるし，医療スタッフが身に着けている白衣や制服は，その役割のうえで患者に関わることの表明にもなっ

ている。このように，医療者と患者は暗黙の役割関係を前提に関わるという意味で，そこには契約が存在していると言えよう。

　しかし，とりわけ精神障害においては，この契約関係が，暗黙にせよ存在するとは限らない。「自らの健康の保持のための努力」を放棄する人たちも，あるいはそういう人たちこそが，医療における臨床心理職の仕事の対象になる場合も多いのではないだろうか。

　病院で臨床心理職として働くということは，医療という制度の中で，社会の制度に適応困難なありようを余儀なく生きている人たちと出会うことであり，その仕事の手はじめは「自らの健康の保持のための努力」へと動機づけることであるとも言える。

　臨床心理職のなかには病院で白衣を着ない方も多いかと思うし，精神科医師も白衣を着ない方もいるのは，この仕事が契約以前の，「人対人」の素の関係への配慮が欠かせない内容を含んでいることを表しているとも考えられる。しかし他方では，この仕事は心の全領域に関わらざるを得ない仕事だが，そこには，相談対象との出会いを可能にする何らかの「制度」が関係しており，何らかの契約関係において出会っていることを見失うべきではないということにもなる。

　「こころの健康」とは，社会の有形無形の「制度」との関わりの中で，人と何らかの「契約」において生きていけること，そして望むらくは生活に楽しさが少しはあり，他者との間に彩りのある関わりを持てることであろう。

　繰り返しになるが，ここでいう契約とは，たとえば子どもを産む行為は，育てるという契約をその子どもとの間で結ぶということを含む，といった意味である。

　さて，病院という"制度"の中へ実習生として入ることとはどんなことなのかについて，別の角度から考えてみることもできる。

　昔，高校生だったころ，教育実習の先生が来るのはとても楽しい経験だった。彼らは当然若く，一生懸命で，そして生徒と"新鮮に"接していた。学校で，先生と生徒の関係はある意味マンネリ化した上下関係である。そこへ，実習生という見慣れない若者が来ることは，生徒の立場からしても，非日常的な感覚を誘われる。病院でも，患者という役割に甘んじる日常に，新たな意識を誘われる対象が実習生とも言えよう。

　病院には毎年たくさんの看護実習生が来て，入院患者のお世話を実習する

が，その真摯な打ち込みようは患者たちにとても喜ばれていた。臨床心理の実習生の場合は，このあたりが難しいかもしれない。患者に喜んでもらえる話し相手に，どのようなあり方をしたらなれるか，指導される方々の工夫のしどころであるかもしれない。

　以前，ある子ども病院にいたころ，血液腫瘍科病棟で，家族の強い希望で病名を秘されていた中学生が，実習生にだけ自分は病名を知っていることをさりげなく話した，ということがあった。告げられた実習生はずいぶんと狼狽し，返す言葉がなかったとのことであるが，血液の癌であることを知りつつ，親にも知らないふりを続けていたその聡明な中学生にとって，年齢の近い，病院の職員ではない実習生にそれを告白することが，どんなに切実に必要なことであったかを考えさせられる。

　病院という制度の中にいる患者が，心の内をほとばしらせるそのベクトルの先に，実習生という立場の人がいた，とも言えるかもしれない。もちろん，その実習生の人柄が温かだったことが前提であるが。

　実習生という立場は，指導者との関係では学校の制度内の関係だが，実習先の患者との関係は，互いに非日常的な出会いになる。病院という制度の中の患者という役割から，束の間でも自由になれる手伝いができるかもしれないのである。

　しかし，病院実習はたぶん居心地が良くない。自分は何も貢献できないお邪魔な存在と感じる場合もあるだろう。何を見て，何を体験するかは，その実習生の責任であり，ある意味，内面において創造的なセンスを発揮しないと，その時間が無駄にもなりかねない。一見，受身のようでいて，実は心理的には積極的に関与する姿勢が必要だ。病院実習は，その設定は容易ではなく，先輩臨床心理職の方々の長年の尽力の末に実現したことなのである。

　そして，実習生を受け入れる側にとっても，無事に実習してもらう責任を引き受けることなのである。「それがあなた方の仕事でしょう」などと居直る学生が稀にいたことがあるが，そのような不遜はもってのほかである。就職してしまったら二度とない，患者との非日常的な時間を，どうかスリリングに体験し，関わりを創造していただきたい。

第 2 章　実習前に考えておきたいこと，準備しておくべきこと

［元永拓郎］

 ## ようこそ，精神科臨床の世界へ

　初めて実習先の病院に向かうときの期待と緊張，硬いアスファルトを踏みしめ病院の門を通った光景は，今でも私の脳裏に焼きついている。精神科実習は，私の臨床の原点のひとつと言ってよい。実習先で出会った心理職の先生や医師，看護師の方々，患者の皆さん，そして多くの方々のことを，今でもなつかしく，また少しほろ苦く思い出す。人に関わるとはどういうことなのか，否，人と関われていない自分にどう関わっていくのか，当時の，そして今でも私にとって立ちはだかる課題である。そして，病院実習で感じたことはかたちを変えて，私の臨床人生を今も支えている。

(1)　病院という不思議な場所

　それにしても，病院とはなんと不思議なところだろう。そしてなんとパワフルなのだろう。深夜でもずっと電気がついていて出入りは可能である，そんな不夜城はこの世の中にそんなにはない。盛り場も早朝には静けさを迎えるが，病院の朝は早い。朝 7 時にはいろんな部署が動き出し，8 時になると患者さんも集まってくる。社会の中で病院はとても不思議な空間である。

(2)　病院を体感する

　患者として病院（診療所も含めた医療機関）に行くということはあっても，スタッフの一員（実習生はスタッフの一員です！）として病院に足を踏み入れることは，皆さんにとってほぼ初めての体験ではないだろうか。とき

には白衣を着て病院の廊下を歩くこともあるだろう。なんとも不思議な感じである。すれ違うスタッフにどう挨拶すればよいか戸惑ったり，高齢の方に〇〇科への行き方を不意に聞かれてしどろもどろになったり，これらも病院のスタッフはどうあるべきか考えるうえで，良い体験となる。

　受付で怒鳴る患者，毅然と対応するクラーク（事務スタッフ），医師面接への陪席初体験，面接後に「この人はねえ」と語る医師のひと言，病棟での患者さん同士の喧嘩，それに丁寧に対応する看護師，その対応の後に詰め所での看護師の雑談，ケースカンファレンスでの意見交換，グループ療法の後の振り返り（レビュー）でのスタッフのちょっとしたぼやきなど，本当に勉強になる。つまり，病院の空気を吸うこと，それが精神科実習の醍醐味である。

(3)　実習経験をつなぐ

　精神科臨床にようこそ。そして，この実習で経験することをよく覚えて，自分の長い臨床人生に生かしてほしい。人に関わるとはどういうことなのか考え続けてほしい。そして，皆さんの後輩や次の世代がそれらの体験ができるように，あなたに引き継いでいってもらえれば本望である。

2　最も大切なこと

　「精神科実習を始めるにあたっての準備は」と問われたときに，皆さんの頭にまず浮かぶことは何であろうか。精神医学の知識？　それとも医療現場

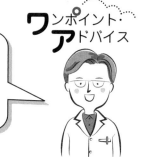

ワンポイント・アドバイス

実習に行ったらすぐに，院内のどこにどういう場所があるのか，院内を回ってよく確認しておきましょう。トイレの場所などはよく聞かれますよ。

でのサイコセラピーの理論？　精神医学のみならず医学全体の知識？　さて，ほかにもっと大切なことはないだろうか。

(1)　敬意と感謝，協働意識

　精神科実習で最も大切なことは，患者さんへの敬意と病院スタッフへの感謝の気持ち，そして送り出す教員と協働で進めていこうという意識ではないだろうか。もちろん知識も大切である。しかし何よりも，そこに関わる人々との出会いを味わおうという意欲と，敬意や感謝を感じ続けながら関わっていこうとする謙虚な心構え，そして覚悟が重要となる。

　そんなことは当たり前だ，と心の中でつぶやく人もいるだろう。しかし，当たり前なことほど難しい。そのことに気づいてほしい。患者さんと会って自分の臨床技術を高めたいという気持ちが強すぎて，結果として患者さんを利用しようという姿勢になっていないだろうか。「学ぶ」と「利用する」が表裏一体の関係にある，これが対人サービスにおける実習（学び）の難しさである。私たちは，「患者さんを利用しているのではないか」と自分に厳しく問いながら，それでも「学びたい」という自分の気持ちも真正面から見つめながら，病院の門をたたくのである。

(2)　臨床の道を歩むことへの自問

　そもそも，あなたはなぜ精神科実習をやろうとするのか。実習生に見られたときに傷つくこともありうる患者さんを，なぜそれでも見ようとするのか。第一，臨床心理の道をあなたはなぜ目指すのか。そういった自問が大切である。なぜならば，あなたの熱意に応えるために患者さんや病院スタッフは，無理して実習の機会を作ってくれるのだから。そして，あなたの専門家の卵としての自問する姿勢に微笑を浮かべながら，苦しい人生の一部を患者さんはあえて語ってくれるのだから。

　これらの自問は，実習中の節目で何度も行ってほしい。実習先での患者さんとの出会いによって，あなたは患者さんに敬意を持ち続けることの本当の意味を垣間見るであろう。また，患者さんに真剣に関わる心理職や医師，看

護師の姿を見ることで，忙しいなかで実習の機会を作ることの大変さに気づくであろう。否，敬意や感謝を持ち続けることのできない自分の余裕のなさに，気づくのかもしれない。

(3)　心理職が認められるとは

　病院で心理職が実習生を引き受けるためには，心理職の働きがその病院組織において認められていることが大前提となる。そこまでの道のりはいかに大変なのか。認められるとは，病棟や外来で，ミーティングの場や研究の場で，ときには懇親会といった場面において，「この心理の先生は役に立つ」「患者さんにプラスになる」ということが，医師や看護師などさまざまな人たちに印象づけられているということである。そのような実績を持った心理職だからこそ，実習生の引き受けを病院長は認めてくれるのである。

(4)　あなたも将来実習担当者に

　このような実習の背景事情について皆さんが実感できるのは，数年後，皆さんの夢が叶い，心理職となって病院や他の臨床現場に勤め，いよいよ実習生を迎え入れようとしたときなのかもしれない。余談だが，心理職としての成長は，実習生を受け入れて指導し，その実習生が心理職として一人前になることによって，一段と促進される。

　実習中の患者さんとの出会いは，その後のあなたの臨床人生にさまざまな意味を投げかけるであろう。実習先の患者さんの語りと雰囲気が忘れられず，その日の夜は興奮して眠れないこともあるかもしれない。出会えたつもりになっていたのに，表面的な関わりでしかなかったことをほろ苦く思い出す，そんなこともあるだろう。自分の抱えている内的葛藤が刺激されて苦しくなることもあるかもしれない。それでも，あなたはなぜ，精神科実習をやりたいのだろうか。

3　精神科実習の基本構造の理解

（1）病院臨床はチーム対応

　ここでひとつ，皆さんに質問がある。あなたは精神科実習先で患者さんから秘密を打ち明けられ，「これは病院の先生たちには絶対言わないでほしい」と言われたとする。あなたはそれを秘密にするだろうか，それとも病院スタッフにこのことを報告するだろうか。

●患者さんから秘密の相談を受けたら●

　答えはお分かりだろう。あなたは病院スタッフに，必ず報告しなければならない。なぜならば，医療機関の臨床は，チームでの対応が基本となっているからである。チーム対応の原則は情報の共有である。治療にとって必要なすべての情報が，チーム内で共有される。実習生の知った情報でもチーム内での共有が必要となる，ということである。上記のように「病院の先生たちには絶対言わないで」といった情報は，その患者さんの病理を判断するうえでも，ぜひともチーム内で共有したいところである。

（2）何事も実習担当の先生の了解を得る

　それでは少し応用編である。大学院生のAさんについて，週1回病棟で患者さんと過ごす病棟実習の依頼が，所属する大学院からB病院にされている。B病院の受け入れ担当である実習指導者は，心理職のC先生である。Aさんは順調に実習を始め，病棟スタッフにも慣れてきた頃のことである。ある日，病棟にいた医師D先生とAさんが雑談になり，「一度僕の外来を見にきたら」と言ってもらえた。Aさんはさっそく，翌週の実習とは別の曜日にD先生の外来に行き，午前中いっぱい陪席させてもらうことを約束した。Aさんの対応はこれでよかったのだろうか。

●院内研修の誘いを受けたら●

　いかがだろう。D先生に気に入ってもらえたのはAさんの実力だから，せっかくのチャンスと，実習担当の心理職のC先生をAさんが事後に熱意

いっぱいに説得すれば済む話だろうか。

　うーん，これはまずい。実習生Aさんはチームの一員なのだが，実習指導者である心理職C先生の指示に従って動いているのである。D先生との話を勝手に決めてはいけない。

　D先生の話はとてもありがたいことで，声をかけていただいたことへの感謝の気持ちは持ちつつ，「ありがとうございます，C先生に相談してみます」とすぐに答えられるとよかった。実習の枠組み（基本構造）を守り，すべてC先生の管理の下で，Aさんは動くべきである。

(3)　実習がらみのことは大学の先生の指示を得る

　では，次のような例はどうだろう。同じくB病院で実習するAさんに，担当する心理職C先生から，今度病院で月1回行われている勉強会で有名な先生を講師として呼ぶので，Aさんや関心のありそうな同期の大学院生がいれば参加してよい，と言われた。その勉強会はAさんにとって，とても興味深いものであった。Aさんはすぐに「参加させてください」とC先生に伝え，関心のありそうな同期2，3名を誘い，彼らも参加することになった。大学院で実習指導を受けている実習科目担当教員のE先生には，日頃から積極的に大学外の勉強会に出るようにと言われているので，事後報告で十分と考えた。このようなAさんの対応はいかがなものだろうか。

●院内勉強会へ友人を誘うとき●

　Aさんは積極的に同期の大学院生も誘い，勉強の機会を作ったので素晴ら

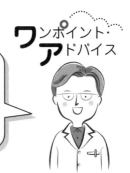

ワンポイント・アドバイス

組織の構造を理解して，自分勝手な行動はせずに，しかるべき時にどこに相談すればよいかを，見極められるようにしてくださいね。

しい……のだろうか。うーん，どうもＡさんは，実習の枠組みを理解できていないようである。Ａさんは，実習が病院と大学の契約のなかで位置づけられていることに，思いが至らなかったのだろう。「参加させてください」と言う前に，「参加したいので，大学の先生に相談します」と自然に言えることが肝心である。

　こんな細かなことで目くじらを立てるな，という意見もあるかもしれない。しかし，一事が万事なのである。全体の枠組みや基本構造をふまえながら関わることが，心理職として社会で活動していくうえで，非常に重要なのである。全体の枠組みを理解せず動くＡさんは，その場あたり的行動パターンについて厳しく自分を見つめ直す必要があるだろう。

4　素の自分で関わるということ

(1)　構えたり飾ったりしない自分を大切に

　さて，これまで述べてきたような大前提を押さえたうえで，皆さんに考えてほしいことがある。それは，精神科実習においては，患者さんと普段と同じ目線で，日常感覚を大事にしつつ関わってほしい，ということである。なるべく，自分が本音で感じることを大切にしながら接してほしいと思う。上から目線ではなく，治療する対象として見るのではなく，飾らない人と人として関わりあい，そして心の中に起きたさまざまな感情を大切に心になじませてほしい。

　こんな話をすると混乱される方も多いであろう。「患者さんへの敬意と病院スタッフへの感謝の気持ち，そして送り出す教員と協働で進めていこうという意識が大切と，さっき言ったじゃないですか！」と思う人もいるかもしれない。

　そのとおり。これまで述べてきた「敬意・感謝・協働意識」を大切にしながら，一方で人と人として素の自分も大切にして関わりあい，いろいろなことを感じてほしい，ということである。

(2) 実習レポートにも率直に自分の本音を書く

　精神科実習のレポートで,「統合失調症はこんな人だと感じた」「うつの人の語りは教科書に載っている話と似ていた」「治療としてこんな声のかけ方があるのかと思った」といった,"知識や技術を得ました"という報告ばかりをする人がいる。

●自分の感性を大切に●

　それらももちろん大切であるが,病院実習としてはもったいないと私は思う。「統合失調症の人と話して,なぜかこちらが緊張した」「うつの人と話をして,どんどん話にはまって私も暗い気持ちになった」「主治医の先生のちょっとした声かけに患者さんがとても生き生きとした笑顔を一瞬見せたのが印象的で,私までうれしくなった」。そんな素朴で,普段からの感性をそのまま生かしながら,精神科実習を行ってほしい。

　そして,自分はなぜ「緊張したのか」,どうして「暗い気持ちになったのか」,何ゆえ「うれしくなったのか」,それら素の自分として感じたことや考えたことを手がかりに,もっともっと自分自身のことや患者さんの存在について,そして治療のあり方について思い巡らしてもらえればと思う。自分の内面への気づきがとても大切なのである。

●感想を指導者へ伝える●

　ときには「患者さんの振る舞いにいらだってしまった」というネガティブな感情を持つこともあるかもしれない。それも,とても貴重な体験である。それらの率直な感想を,ぜひとも実習先の実習指導者や大学の実習科目担当教員と共有してほしい。報告しにくい感想と思うが,それらを率直に語り,自分を見つめ直すきっかけができれば,良い実習にまた一歩近づくと心より思う。

5　実習のルールまたは倫理意識

　さてこのように,実習においては,もっと気持ちを自由にして自分の中の

本音の世界を感じてほしいのであるが，思いっきり感じてもらうためには，一方で守る必要のある取り決め（ルール）がある。このルールに心構えを含めれば，広い意味での倫理意識と考えることもできる。自由にと言いながら一方でルールが強調される。安全な枠の中だからこそ，自由に素の自分で患者さんと関われるのであろう。

（1）　守秘義務を厳守

　倫理意識としてまず大切なのは，実習で知り得た秘密にすべき情報を外にもらさない，プライバシーを守るということである。これは患者さんの情報はもちろん，病院スタッフの情報も含む。実習帰りの電車内で資料を開いて周囲からのぞかれたり，院生室で机の上に実習メモを置きっぱなしにしないようにする。親友に不用意にしゃべったり，家族にも個人情報を伝えることもあってはならない。

●報告書・メモリー媒体の取り扱い●

　実習レポートを病院や大学側に提出することもあるかと思うが，実習レポートには，個人が特定される固有名詞や個人を特定しやすい情報を記載しない。名前のイニシャルも使わず，A さん，B 氏といった表記がよい。また，PC で作成するレポートには，パスワードをかけるようにしたい。くれぐれも大学院の共用 PC に保管したり，USB メモリーを紛失しないように細心の注意を払うこと。

（2）　自分の立場をわきまえる倫理観

　実習生の振る舞いの大原則は，現在行われている治療の邪魔をしないということである。ただしこれは，萎縮して小さくなっていることを意味しない。その治療現場の雰囲気や流れに少しずつなじみながら，その場に存在し，なるべく自然体で，かつ礼儀正しくさまざまなことを謙虚に教えていただく，という姿勢でいることが重要である。とは言うもののイメージしにくいかもしれない。素の自分で関わり，たくさん指導を受けてきてほしい。

●影響を与えないことはできない●

どんなに患者さんに影響を与えないように静かにしていても，患者さんに影響を与えないでいることは不可能である。目立たないよう沈黙しているだけでも，実習生はその場に大きな影響を与える。そのような人と人とのデリケートな関係に気づくことも，実習の醍醐味である。

●専門職としての倫理意識●

「礼儀正しく」「適度な距離を保つ」「個人的なつきあいをしない」「分かったふりをして関わらない」など，一般的に言われる実習のルールは，患者さんへの負の影響を最小限にするための知恵であると同時に，すべての臨床家が持つべき倫理とも密接に関連する。プロフェッショナルとしての基本的姿勢としても大切である。

表面的にそう振る舞うということではなく，臨床家としての倫理意識をどう形づくっていくかということであり，じっくり心の中で思いを巡らすとよい。それからもちろん遅刻は厳禁である。

さて，実習先のスタッフや大学教員との情報共有の大切さを何度も強調しているが，これも「分からないことをひとりで判断しない」「チームとして対応する」「全体の契約関係に沿った対応をとる」といった，臨床家として大切にすべき倫理意識と同類のことである。はじめのうちからこれらを十分に意識し，一方で自然に振る舞える感覚を身につけたいところである。

（3）　悩みは早めに打ち明けること

少し難しい局面としては，実習をしていて自分自身がきつくなったり，苦しくなったりしたときがある。このような気持ちは実習生の誰にも生じることであろうが，他のプライベートな出来事も重なったりして，自分ひとりでは耐えられないほど追い詰められることもありうる。そのようなときに，その自分の状態を率直に実習先スタッフや大学教員に打ち明けることができるかどうかも，重要なことである。このような危機はなかなか実習先スタッフや教員に話しにくい。話しにくいことを話す，という患者さんと同じ心境を経験することになる。話しにくくて話せない体験もとても大切である。その

うえで，なるべく早めに語るように心がけておくとよい。「自分だけでは対応できないことを抱えない」「自分のケアをしっかりと行う」，これらも臨床家の倫理として大切なことである。

6 医療関係職種と医学知識

(1)　医療機関での関係職種の位置づけ

　繰り返し述べているように，医療機関ではチーム対応が基本となる。医療チームとは原則的には，主治医がリーダーとなり治療方針を最終的に決定し，看護師や他のメディカルスタッフが協働するというかたちをとる。医師と看護師は，長い歴史においてもまた教育訓練においても，どのような関係であるべきかが考え抜かれ，洗練されている。医師と事務スタッフの関係，医師と薬剤師の関係も，すでに長い歴史が積み重ねられている。

　国家資格として位置づけられているメディカルスタッフ，たとえば作業療法士（Occupational Therapist: OT），理学療法士（Physical Therapist: PT）は，看護師と比べれば歴史は浅いが，医師の診療補助業務の一部を医師の指示を受け行うという法的位置づけが，看護師に準じて明確にされている。よって，行うべき教育訓練も明確にされている。医師の診療補助業務を十分にこなせることが，これら診療補助職の当面の実習の目標となる。

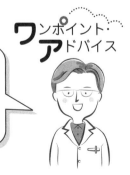

ワンポイント・アドバイス

悩みを抱え込んでしまい無理をすると，禁じ手の“遅刻”をしてしまうことがあります。実習担当の先生や大学の先生へ，早めに SOS を発信するようにしましょう。

(2)　医学の知識も医療の知識も

　一方，心理職の訓練も，特に医療における実習を考えた場合，医師の指示を受けながら必要な心理支援業務を行うことが，目標のひとつとなる。そのために，医学の知識や病院臨床の実際，そして治療におけるチーム対応の実際，チーム内の情報共有や役割分担，これらを身近に見て体験的に学ぶことが重要となる。そして，それらの体験をより深めるために，医学的知識をとにかく増やし続けることが求められる。医学，特に精神医学の勉強は，いくらやってもやりすぎることはない。大学院の講義でも強調されているところであろう。

●文献購読●

　医学生が読むような精神医学の教科書，DSM-5，精神科治療薬に関する書籍は，当然大学院の教員から指定があるであろう。また，そもそもの実習の心構えを学ぶものとして，『方法としての面接』（土居，1977），『面接法』（熊倉，2002），『精神科における予診・初診・初期治療』（笠原，2007）といった本は，当然熟読すべきである。ただし，これらの本を熟読する際に，マニュアルとして知識をたたき込むように鵜呑みにして読まないようにしてほしい。「考える素材として著者に提示された」と考えながら読み，「あなたはどう考えるか？」と著者に問われている，との気持ちで読み進めたい。このような読み方をすると，ページをめくるスピードが遅くなるし，ときには，何度読み返しても考えが浮かんでこない自分に耐えられなくなることもある。しかし，これらの本に書いてある内容を考える機会が実習の体験のなかにたくさんあることに，やがてあなたは気づくことになる。

●心理職ならではの関わり方●

　医学の世界は，高度な知識や技術があふれている。そのために分野は細分化され，「病気は診るが病人を診ない」と言われるように，人間疎外の医療が展開されやすい状況にある。精神科も例外ではない。薬物療法や画像診断の進歩は多くの恩恵ももたらしているが，一方で人と人との出会いを奪い，心理的ケアが不十分な治療が行われがちな状況が発生している。

　そのような状況において，心理職は，医学の知識を一生懸命学ぶと同時に，人と人との出会いや交流を大切にする関わりへの理解を深め，医学知識が人との関わりを豊かにする可能性や，逆に関わりをゆがめる危険性について，熟考するとよい。

　もちろん医学の恩恵と限界については，精神科患者の長期入院や薬物の不適切使用といった社会問題として提起されることも多く，その改善に向けてのさまざまな活動もされている。心理職は，そのように社会と医学の関係について，たくさんのことを考える必要がある。マスコミ報道では，毎日のように医療関係のテーマが取り上げられる。それらをきちんと把握して，自分の考えを書いてまとめたりするとよい。

 7　社会と医学，そして心理職

(1)　社会における心理職

　心理職は，保健医療のみならず，福祉，教育，司法・犯罪，産業・労働とさまざまな分野で働く横断的な職種である。つまり，社会のあらゆる場所での心理支援ニーズに対応することが求められる。よって私たちは，福祉や教育といった社会の場，生活の場において，医療が心の支援にどう役立ち，またどのような限界を有するかについても，熟知しておく必要がある。

　将来スクールカウンセラーになりたい人こそ，大学院の間に精神科実習を受けてもらいたい。子育て支援センターで働きたい人にこそ，医学の効果と限界を医療分野で働く先生方と一緒に考えるための基礎訓練（つまり精神科実習）を，じっくり体験してもらいたい。

　もちろん別の視点からも言える。医療の現場で働き続けたいという心理職の方にこそ，（病院の外の）生活の場に密着した心理職の働きを知ってもらいたい。また，学校や職場というコミュニティのメンバー全員を対象とした活動の展開について，理解を深めてもらえればと願う。本人や家族にとっての病気の意味や，病人として扱うことで社会組織が何を守ろうとするかなども見えてくる。社会の矛盾を病院に任せてしまおうという世の中の不幸な意

図に気づくこともあろう。

(2)　医療における心理職

　医療における治療者‐患者の特殊な関係のもつ利点と弱点について，臨床心理学的考察を行うことで，医療の抱えるさまざまな問題に対応する手がかりをつかむことができると考える。同じく，福祉サービス提供者と利用者の関係を臨床心理学的に分析することで，福祉分野の抱えるさまざまな課題を考える糸口をつかむこともある。教育しかり，産業しかり，である。

　つまり，誤解を恐れずに強調するならば，医療における治療者‐患者の特殊な関係を学ぶためには，それ以外の分野での人間関係についてよく経験しておくことが重要である。担当ケースを持つなどの精神科実習が，学部の早い時期ではなく主に大学院に入ってから行われる意味には，そんなこともあるのである。医療の効果やパワーを徹底して知ると同時に，医療の限界や弱点を垣間見るといった作業が，特に心の支援という分野に関して実習生に強く求められていると言えよう。

8　その他の事柄

　最後に，精神科実習に限らず，どの分野の実習や関係づくりを行うにあたっても重要なことを述べたい。

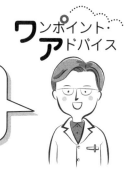

ワンポイント・アドバイス

医療分野で働きたい人ほど，他の分野での実習も積極的に経験したほうがよいでしょう。広い視点を身につけることは大切です。

(1)　実習先の得意分野の把握

　これから精神科実習に行く予定になっている場所の心理職や医師の活動や，学術的関心については，あらかじめ十分に把握し，勉強しておくことが重要である。学会での発表や著書などは，当然よく読んでおく。その先生の関心分野が分かったら，今度はその分野について自分なりによく勉強しておくことが大切である。

　同じアプローチが，実習先スタッフから皆さんに対しても行われる。臨床のどの分野に関心があるか，精神科実習で何を経験したいかについて，皆さんが実習先のスタッフにたずねられる機会が何度も出てくる。そのときに，自分の関心や実習への希望をなるべくわかりやすく，また生き生きと語れるとよい。

(2)　準備レポート

　それらを，「実習準備レポート」としてあらかじめまとめておいてはいかがだろうか。提出を求められていなくても，自分の振り返り（反省的実践）として書くだけでも意義深い。この準備レポートでは，①精神科実習の希望動機，②医療関係で特に関心のある分野，③どんな実習を希望しているか，④実習で達成したい目標，⑤自分がどのような準備をしているか，⑥実習にあたり自分の資質等で課題になっていること，⑦自分の心理職として働いていきたい方向性，などが整理されるとよい。

　筆者の勤務先の大学でも，こういった実習準備レポートを精神科実習前の院生全員に書かせている。そして，それを実習先スタッフにもあらかじめ見てもらっている。この準備レポートは，実習終了後に経験を振り返る際にもう一度読み直すとよい。自分の臨床に対する意識が少し変わった点に気づけるだけでも収穫ありと言える。もちろん，実習には想定外の学びが多くあるものである。あらかじめ設定した実習目標にとどまらない多くの学びを柔軟に得ていく実習の醍醐味を，ぜひとも味わってほしい。

本章の要点

1. 精神科実習で最も大切なことは，患者さんへの敬意，病院スタッフへの感謝の気持ち，大学教員との協働意識である。

2. 医療機関ではチーム対応が基本。患者さんから得た情報は，病院スタッフに必ず報告する。

3. 実習は病院と大学の契約のもとに行われる。実習中は実習指導者の心理職の管理下で行動すること。守秘義務の厳守，実習レポートへの表記や保管に注意，分からないことは勝手に判断しない，遅刻厳禁。

4. 実習では，患者さんと同じ目線で関わり，自分の本音やわき起こる感情を大切にしてほしい。実際の臨床のなかで，医学の恩恵と限界にふれ，心理的支援のニーズにどう対応するかを，社会からの要請として感じ取ってほしい。

5. 実習先の心理職や医師の学術的関心を把握し，事前に勉強しておくこと。また，自分の関心分野や実習への希望を「実習準備レポート」としてまとめておくとよい。

Summary Abstract

読んでおきたいブックリスト

American Psychiatric Association 編／日本精神神経学会日本語版用語監修，髙橋三郎・大野裕監訳（2014）．DSM-5　精神疾患の分類と診断の手引き．医学書院

> DSM については賛否両論ありますが，まずこの診断基準の考え方を知ることが，精神科医療を知るうえで大事なことになります。操作的な基準ですが，さまざまな工夫や課題なども述べられており，精神医学のパワーの一端を垣間見ることができます。

土居健郎（1977）．方法としての面接——臨床家のために．医学書院

> いわずと知れたこの分野の名著。すべての臨床家はこの本を最初に手に取ると思われます。書かれてから 30 年が過ぎましたが，いまだ色あせない内容です。面接のなかでこんなにたくさんのことを考えるのか，と驚き啓発されてほしいと思います。臨床人生のなかで何度も精読してほしい本です。

笠原嘉（2007）．精神科における予診・初診・初期治療．星和書店

> 精神科外来における初診において基本的な事柄が書かれています。精神科の研修
> 医は必ず熟読することが求められる良書です。基本的といいながら，患者さんと
> どのような関係を短い時間で築き，どのような難しい局面での切り抜け方がある
> か書かれているので，深い臨床の知を垣間見ることもできます。

熊倉伸宏（2002）．面接法．新興医学出版社

> 一部の臨床理論に偏らないバランスのよい面接とはどのようなものかが，きめ細
> かく書かれています。面接をいくつかの要素で構造化し，何が行われるべきかを
> 明解に論じています。自分が面接で無意識にやっていることに気づくためにも，
> この本を熟読してほしいと思います。

日本公認心理師協会（2022）．医療機関における公認心理師が行う心理支援の実
態調査．厚生労働省令和3年度障害者総合福祉推進事業報告書．
https://www.jacpp.or.jp/document/（2022年6月20日アクセス）

> 医療機関に勤務する公認心理師が行っている，心理支援の実態調査の報告書で
> す。約1,600の部門・部署で心理支援が行われており，その対象疾患や支援内容
> を詳細に示しています。精神疾患のみならず，身体疾患への心理支援がどのよう
> に行われているかも示しています。インタビュー調査で，どのような活動実態と
> 課題があるか，最新の情報を手に入れることができます。

第II部　精神科実習の実際

第3章　大学病院精神科での実習の実際

［森　美加］

　ここでは，筆者が近年まで，約20年間勤務していた大学病院精神科での実習について，最近の動向も交えて紹介したい。

 実習生受け入れまで

　当然のことではあるが，「社会常識があること」「とにかくモチベーションがあること」「少なくとも臨床心理学の基礎を学んでいること」が必要である。筆者の勤務先であった大学病院では，これまでの実習経験を特に必須条件としているわけではないが，大学内の心理臨床センターでの実習や短期の各種施設での実習を経験している学生が多いようである。近頃では，日本臨床心理士資格認定協会による1種指定校であり，かつ，公認心理師カリキュラムも設けている大学院の学生がほとんどという実情である。実習生の内訳を見てみると，社会経験を経てから大学院に入学した年齢が比較的高い方と，大学卒業後ストレートに大学院に入学した20代前半の方と半々ぐらいの印象である。

 受け入れまでの流れ

　まず，実習生の所属する大学院の担当教授からの依頼書が，大学病院（医科大学）の精神医学講座の教授に届く。実習希望者の履歴書を送付していただき，教授（もしくは准教授）および常勤の心理職が，履歴書に基づいて面接を行う。面接の結果により受け入れるかどうか決定する。そして，患者を何らかのかたちで刺激してしまいそうな方や，患者に接して自身が反応して

しまいそうな方は，残念ながらお断りさせていただく。

　「教育」は，大学病院の3本柱（臨床，教育，研究）の重要な1つではあるが，あくまでも患者の健康な生活のための支援が第一目的で，そのための医療従事者の教育なのだから，実習生が患者に悪影響を及ぼしたのでは本末転倒であり，実習中は患者に接する機会が多いことを考えると慎重にならざるを得ない。実際にこれまでも，面接をしていて一抹の不安を感じさせられる学生が若干いたのも事実である。

　以上のような受け入れまでの一連の流れは，日本臨床心理士資格認定協会における臨床心理士や国家資格である公認心理師の制度が整うにつれて，システマティックになってきたような印象を受ける。

▶3　実習スケジュール

(1)　年間スケジュール

　1年を前期と後期に分け，各1名ずつ，計2名の実習生を受け入れている。前期の実習生については，4月初旬にまず半日，顔合わせとオリエンテーションを行い，以降，週1日のペースで9月末まで継続し，9月の臨床心理学研究会（後述）で，実習のまとめを発表してもらう。後期の実習生については10〜3月までで，内容は同一である。不公平にならないように，なるべく実習日数は同じになるようにしている。

　基本的には上記のスケジュールだが，近頃では臨床心理士や公認心理師のカリキュラムに沿った各大学院の実習プログラムに応じて，柔軟に対応している。

(2)　月間スケジュール

　ひと月のスケジュールは，原則として，表3-1のようにしている。

　筆者は，外来担当の常勤心理職として勤務し，実習においても，主に外来における指導をしていたので，外来実習を中心に述べる。

表3-1　月間スケジュール

週	AM	PM
1週目	病棟：教授カンファレンス・教授回診	病棟：心理検査 or 心理教育
2週目	外来：診察陪席	外来：心理療法 or 心理検査
3週目	病棟：教授カンファレンス・教授回診	病棟：心理検査 or 心理教育
4週目	外来：診察陪席	外来：心理療法 or 心理検査

(3)　実習報告

●実習日誌●

　1日ごとの実習の内容および学んだこと，感想を書いて，次の週に提出してもらい，実習指導者がコメントを書き，実習生に返却する。次に，大学院の指導教員がコメントを書くようになっている。実習生のフレッシュな感想にハッとすることもあれば，実習時，理解してもらえていたつもりでいたことが，実は分かってもらえていなかったり，トンチンカンな理解だったり，という発見もある。実習日誌は，実習生の振り返りの意味のみならず，実習指導者の反省材料にもなるし，担当していなかった時間帯の実習内容を知るのに役立つ。筆者は，実習指導者のコメント欄に，その日の実習のポイントと率直な感想を書くようにしている。図3-1として実習日誌の一例を枠組みのみ載せるので，参考にしてもらいたい。

●実習報告書●

　半年間の実習の内容，学んだこと，感想，今後にどのように生かしたいか，などをまとめたレジュメを提出してもらい，実習の最終日や臨床心理学研究会（後述）において，1人15〜20分程度で発表してもらう。発表後，5分程度質疑応答の時間を設け，最後に実習指導者がコメントを加える。また，大学院の指導教員が同席している場合には，コメントをいただく。実習生たちは，臨床心理の先輩たちを前にしてかなり緊張する様子だが，それぞれ大学院も研究テーマも異なるので，実習生ごとに非常に個性的な発表になる。

［臨床心理実習日誌］

実習施設名：　　　　　　　　実習日：　　　　氏名：

1．実習内容（要点）

2．実習での気づき（反省，感想も含む）

3．実習指導者のコメント

4．指導教員のコメント

図 3-1　実習日誌の一例

●ケース・レポート●

　大学病院精神科外来のケースのレポートのまとめ方を学んでもらうことを目的として，筆者は，実習の終わりまでにB4判の大きさ1枚にまとめてもらい，見せてもらうことにしている。詳細は，後述の「心理療法」の項を参照してほしい。

4　オリエンテーション

(1)　あいさつ

　前述の「実習スケジュール」の項でも述べたが，実習第1日目としてオリエンテーションの日を設けている。その最初の実習として，実習指導者（病棟担当の常勤心理職と筆者）が，スタッフ（教授・准教授・医局長・病棟長・外来長・看護師長・外来陪席を担当してくださる医師・その他の医師・看護師・クラーク・非常勤心理職・PSW〈Psychiatric Social Worker: 精神保健福祉士〉・教授秘書・医局秘書など）に実習生を紹介し，実習生にあいさつをしてもらう。実習生の存在，実習曜日，おおまかな実習内容などをスタッフにきちんと認知してもらうことは，円滑に実習を進めるためには最も大切なことである。また，その際には，実習指導者がいかに普段から周りのスタッフと良好な関係を築いているかが鍵となるので，日頃の行いがモノを言うということになるわけである。

(2)　白衣とネームプレート

●白　衣●

　病院内にいるときは，実習生にも必ず白衣を着用してもらっている。白衣の着用に関しては賛否両論あるが，筆者の勤務していた大学病院では，医療に直接従事するスタッフは白衣着用が義務づけられている。

●ネームプレート●

　また，ネームプレート（心理実習生・氏名・顔写真）もつけてもらう。病院は公共機関なので，基本的には誰もが出入り自由であるが，スタッフのみ

が出入りできる場所もあるので，警備上必要となってくる。また，実習生ではあるが，患者（つまりお客様）サイドではなく，スタッフサイドであることも自覚し，病院内の廊下，エレベーターなどで振る舞ってほしい。

(3)　病院内の施設の利用

　オリエンテーションの日には，病院内の"見学ツアー"を行う。特に精神科病棟の保護室はこれまで見る機会が少なかったと思うので，患者が使用していない場合は（たいていふさがっているが），よく観察していただければと思う。

　図書館は，許可願いを提出すれば実習生も閲覧のみ可能である。精神医学・心身医学の本が多くあるので，是非空き時間に閲覧してほしい。そのほか，更衣室の使い方，売店，食堂などを案内する。昼休みや実習の空き時間は，あえて別行動で自由に過ごしてもらっている。ゆっくり休むもよし，病院探索するもよし，図書館で勉強するもよし，社会常識の範囲で自由にしてほしい。

(4)　患者のプライバシー，個人情報

　カルテ・面接・カンファレンスなどにおける患者の個人情報の守秘義務は，当然のこととして自覚しておいてほしい。エレベーターに乗ると緊張が解けて，つい油断してしまい患者の話をしたくなる気持ちも分かるが，エレ

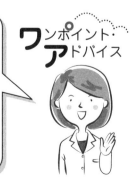

実習中の服装，身だしなみは，患者さんの気持ちを第一に考えましょう。靴はなるべく音のたたない履きやすいものがベターです。患者さんは健康なときよりも音に敏感になっており，また，何か緊急事態が発生したときは，さっと動けるようにしておくためです。

ワンポイント・アドバイス

ベーター内でも気を引き締めて十分注意してほしい。また，カルテは，紙カルテ，電子カルテ（実習指導者がログインする）にかかわらず，外来・病棟ともにその場で閲覧してもらう。陪席やカンファレンスのときにメモを取りたくなるのは当然だが，基本的に，患者の前ではメモは取らない。

(5)　危機管理

　大学病院精神科における危機とは，患者の希死念慮・自殺企図・自傷他害・急性の不安状態・精神運動興奮状態がメインであるが，そのような事態に遭遇した際は，あわてず（かなりびっくりすると思うが），必ず実習指導者の指示に迅速に従ってほしい。実習では実習指導者の立会いのもと，患者と接するのが原則であるが，万が一，実習指導者がその場にいない場合には，必ず他のスタッフの指示を仰ぎ，行動してもらいたい。

(6)　社会常識

　ここでお説教じみたことを言うのは非常に気が引けるが（筆者も学生の頃はよく先生や先輩に叱られたほうなので），近頃の学生の態度を見ていて，たまに「？？？」と宇宙人を見ているような気分になってしまうことがあるので，少し書いておこうと思う。陪席中の居眠りや実習生同士のヒソヒソ話は，絶対にやめてほしい（今，この文を読んでいるときはそんなことするはずないと思うかもしれないが，実際の現場になると，ついやってしまうこともある）。患者の気持ちを想像したら論外であるということは，容易に分かるだろう。節度ある行動を心がけてほしい。

5　大学病院実習における特徴

(1)　大学病院の仕組み

　大学病院は，「臨床」「教育」「研究」の3本柱で成り立っている。つまり，①病院という医療機関としての臨床業務，②大学という教育機関としての医療従事者を育てる業務，③医学の進歩・発展のための臨床をもとにした研

究，の3つである。

　上述のように，大学病院は教育機関でもあるので，陪席をはじめ，学生の存在が大学病院以外の病院より比較的受け入れられやすい環境にある。また，医学教育においては，患者を，生物–心理–社会的な総合的な見方をすることの重要性が問われている現代の医学の流れから，精神科の教育が重要視されるようになり，2004（平成16）年から精神科の卒後研修が必修化され，また卒前教育においても，精神科はコア科目となった。このような背景から，研修医や医学部生が多数入れ替わり立ち替わり精神科に出入りするようになり，臨床心理の学生も，大学病院での実習が行いやすい状況になってきたと同時に，実習生人口過密状態になっていることも事実である。

　教授回診や教授カンファレンス（ともに後述の「病棟」の項で説明する）も，大学病院ならではのものと言える。患者と他のスタッフとの関係のみならず，大学病院という組織のなかでのさまざまな人間模様を観察できる希少な機会と言えよう。

（2）　大学病院における心理職の役割

　医療における心理職は，以下のような役割を担っている。

　　精神保健における医師，保健師，看護師，PSW（精神科ソーシャルワーカー），理学療法士，作業療法士，ケアマネジャー，ホームヘルパーなどとチーム医療を確立し，こころの専門家として，臨床インテーク・

ワンポイント・アドバイス

病院という組織のなかでの礼儀をふまえ，その場の空気を読んで適切に行動してくださいね。空気を読めないようでは，心理職は務まりませんよ。

心理相談，および援助業務（初診時の予診・インテーク面接，患者とその家族を対象とした心理的相談，発達・療育相談，電話による心理相談など），診療や治療指針を得るための心理査定，カウンセリングやグループ療法などの心理療法を受け持ち，病める人への共感的理解をもちながら，社会生活を通じての回復過程の援助という役割を担っている。医療における心理職は，患者の心理査定，心理療法と心理援助を主たる業務とする（飯田，2006）。

●**日常業務**●

　では，実際に大学病院の心理職はどのような仕事をしているか，筆者の場合を一例として，その日常業務を挙げてみることにする。

　まず，1週間のスケジュールは表3-2のようになっている。半日を1コマとすると，心理療法は1コマで最大4名，心理検査は1コマで最大3名行う。この時間外にも，週1回の外来ミーティング，隔週1回で医局会・抄読会・ケースカンファレンス・研究会などがあり，また，臨床の合間を縫って医学部学生に対する講義・クルズス，研修医に対するカンファレンス，心理実習生の指導，他のスタッフに対するコンサルテーション，研究などももちろんこなすわけで，かなりハードなスケジュールとなっている。

　また出張日には，大学の非常勤講師として講義をしたり，予備校や個人開業のカウンセリング機関でカウンセリングを行っている。

表3-2　大学病院心理職の1週間のスケジュール

曜日	午　　前	午　　後
月	心理療法	心理検査
火	レポート作成	心理療法
水	出張	出張
木	心理検査	レポート作成
金	心理療法	心理療法
土	出張	リエゾン

●その他の業務●

　このほか，大学病院心理職が行っている主な業務としては，SST（ソーシャルスキル・トレーニング），心理教育，家族心理教育，各種グループ療法，学生相談などが挙げられる。

　また，大学病院心理職は，医師や看護師に囲まれ一人職場になることが多く（孤立した状態になっている場合もあるかもしれない），大学病院心理職同士の横のネットワークが希薄になっていることが多い。そこで，筆者は何人かの先輩大学病院心理臨床家の方々とともに，「大学病院心理臨床家の集い」の幹事として横のネットワークづくりのお手伝いをしている。もちろんこの集いには，実習生にも（実習卒業生にも）参加してもらっている。この集いで得たネットワークは，後々，とても大切な財産になるかもしれない。

(3)　研究会への参加

　大学病院は研究・教育機関であるだけに，研究会も盛んに行われている（精神科においても，週に1，2回は確実に何かしらの研究会がある）。医学部生・研修医向けに企画された研究会も頻繁に行われており，精神医学の基礎を勉強する絶好の機会と思われるので，是非，学生や研修医と一緒に参加してもらいたい。

6　外　来

(1)　大学病院精神科の外来

　大学病院精神科外来で実習するからには，大学病院精神科外来の特徴をしっかり観察してもらいたい。まず第一に，患者が多い（平日1日平均200人を超える）。そして，統合失調症・うつ・認知症・パーソナリティ障害・発達障害・てんかんなど，患者の疾患もバラエティに富んでいる。第二に，医師も多い（1日平均6人程度で半日交代）。実習初日に実習生を外来に案内すると（昼休みの空いている時間を選んでいるのだが），その目まぐるしさにびっくりしてしまうようである。狭いスペースに多くの人が動き，しゃ

べり，電話がひっきりなしに鳴り，患者がひっきりなしに受付にやってくる。怒る人あり，泣く人あり，笑う人あり。普通に話したり，考えたり，何か書いたりするには，慣れと集中力を要するかもしれない。

　次に，空いているブースに入って，カーテンやドア越しに耳を"ダンボ"にして，外来での患者，医師，看護師，クラーク，PSW，そして，もちろん心理職の言動をじっくり観察してほしい。陪席せずとも患者の様子がよく分かるし，スタッフの仕事の流れも十分つかむことができる。

　また，処置伝票の処理や，保険点数の計算方法など，実務的なことも学んでおけば，いつか役に立つにちがいない。

(2)　心理療法
●心理療法の流れ●
　まず，どのような経緯で患者が心理療法を受けることになったか，その流れを把握してもらう。多くの場合，主治医の依頼を受けて心理療法を始めるが，実際は，主治医にニーズがある場合と，患者が自ら希望する場合と，大きく分けて二通りある。いずれにしても，主治医と心理職がそれぞれどのような役割分担を担うか，患者の現状はどうなのか，今どのような治療を行っているのかを十分把握するために，主治医・看護師とのコミュニケーションは常に必要不可欠と考える。よって，主治医・看護師といかに円滑にコミュニケーションを取るか（円滑であるべく，いかに心理職が努力しているか）観察してほしい。

●陪　席●
　心理療法の陪席は，実習生にとって最も興味深い実習であると思われるが，実際はあまりできないのが現状である。理由は，心理療法を行うブースが狭く，実習生がいると物理的な圧迫感を感じること，病態が重かったり病状が不安定だったりする患者が多いこと，陪席には当然患者の同意が必要なことが挙げられる。つまり，病態があまり重くなく，病状も安定していて，かつ，陪席されたくないときはしっかり「No」と言えるだけの自我を備え，物理的な圧迫感にも耐えられる患者の場合のみ陪席が可能となるわけで，実

際，そのような患者はとても少数になってしまうのである。

　では，晴れて陪席可能となった場合，患者と心理職のバーバルおよびノンバーバルなやり取りを観察するのはもちろんのこと，自分が陪席していて，その場にどのような影響を与えているのか（度合い，内容など），十分に検討してほしい。

●ケース検討●

　上述のように陪席の機会が少ない現状なので，心理療法を受けている患者のカルテをもとにケース検討を行うことが多い。まずは，どのようなケースか，現症・生育歴・家族構成・来院の経緯・心理療法を行うことになった経緯という基本を押さえる。次に，これまでどのような治療を受けてきたか，処方，これまでの心理療法はどのような経過をたどってきたか，筆者はどのようなスタンスで心理療法を行ってきたか，主治医との役割分担・連携などについて，カルテを土台に実習生のレベルや興味分野に合わせて説明する。このとき，「あなたがこの患者のカウンセラーだったら，どんなことをした？」と必ず質問することにしている（必ずと言っていいほど実習生は「えっ！」と詰まってドギマギしてしまうので，ちょっと意地悪な質問かもしれないが）。そして最後に，今後の方針について再度「あなたならどうする？」と質問してみる。もし，このような機会があったら，実習生は是非，臆することなく自分の考えを言ってみるとよいと思う。正解などもちろんないし，観察・体験・見学という受身になりがちな大学病院実習で，能動的に関われる

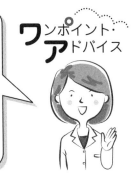

陪席のとき，守秘義務は当然ですが（患者さんにも実習生の守秘義務について説明します），患者さんの前ではメモを取ってはいけません。貴重なこの機会にメモを取りたくなる気持ちはよくわかりますが，この場では，目で肌で臨床現場を体験してくださいね。

ワンポイント・アドバイス

チャンスなのだから。また，ここでの実習生の意見は新鮮でハッとするものもあり，筆者にとっても非常に勉強になり，初心に返る良い機会でもある。

●カルテについて●

大学病院に限らず当然のことではあるが，カルテは公文書であり，ケース検討のときに作成するようなケースのレジュメではない。精神科の主治医や看護師は当然目を通すし，患者が他科も受診している場合は（電子カルテでは，1人の患者が受診しているすべての科のカルテが閲覧できる），治療に必要ならば他科の主治医も目を通す。また，開示の可能性もあることは頭に入れておいてほしい。では，当たり障りのないことしか書けないかというとそうではなく，真実を簡潔に記載すればよいのだと思う。守秘義務は当然で，主治医も看護師も心理職も，その場で閲覧および記載するのが原則であり，実習生にもその場で閲覧してもらっている。電子カルテでは，実習指導者が電子カルテシステムにログインし，実習指導者監督のもと，外来，病棟設置の PC で閲覧する。

●ケースのまとめ方●

陪席やケース検討で最も携わる機会が多かった患者，または，実習生の研究テーマに関連する患者について，ケース・カンファレンスに呈示することを想定して，実習の終わりまでに B4 判の大きさの紙1枚にまとめてもらい，見せてもらうことにしている。実習生にとってこのような機会は他でも多くあるとは思うが，大学病院精神科でのケースをまとめてもらうこと，検討すべき患者が多いため，ケース・カンファレンスでもスピーディさと簡潔さを要求される大学病院における要点を押さえた簡潔なケースのまとめ方を，学んでもらうことがねらいである。

●リファーについて●

先に述べたように，基本的には主治医からの依頼で心理療法を始めるが，心理療法を担当している心理職は，外来では筆者1人だったので，お受けできる患者の数にも限りがあるし，必ずしも筆者がその患者を担当するのが適任とは限らない。そこで，他のカウンセリング機関に患者を紹介する必要が生じてくる。その場合，いかにバラエティに富んだ信頼できるカウンセリン

グ機関とコネクションを持っているか，日頃の行いがモノを言うことになる。いずれにしても，主治医とよく話し合い，その患者にマッチしたカウンセリング機関を紹介する窓口になり，主治医にカウンセリング機関の情報を提供する必要がある。また，筆者が非常勤で勤務していたカウンセリング機関において，筆者自身が担当する場合もあった。

(3)　心理検査
●心理検査の流れ●
　心理検査においても，大学病院精神科での流れを把握してもらう。基本的には，まず主治医からの依頼を受ける。予約を入れるのと，「心理検査をやります」という簡単な説明は，看護師が担当する。主治医より依頼を受けたら，カルテをもとに主治医と，患者の病状・現在の状態・検査目的について話し合う。次に，その話し合いの結果からテスト・バッテリーを組む。施行するテストの種類に関しては，あらかじめ決まったテストが依頼される場合と，筆者に一任される場合とがある。いずれにしても，主治医との事前の話し合いは必要である。いよいよ検査を施行し，その結果をレポートにまとめ，主治医に報告する。最後に患者への結果のフィードバックだが，基本的には主治医が診察時に行い，患者が詳しいテスト結果を希望した場合のみ，筆者が別に時間を設けて行う。もちろん，これでおしまいではなく，その後の患者の経過，特に心理検査が役に立ったかどうかフォローアップしていく

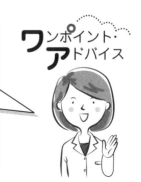

カルテは公文書です。日付・記載者の名前は必ず書きます。訂正する場合は二重線で消して，訂正印を押しましょう。電子カルテの場合も，いつ，誰が訂正したか，分かるような仕組みになっています。多数の人が見るものなので，誰にでも読めるような字を書くことが基本ですよ。

ワンポイント・アドバイス

ことは大切である。

●陪　席●

　心理検査の陪席は，心理療法に比べれば行いやすい。しかし，患者の同意を得るのはもちろんのこと，深層心理を投影させるロールシャッハ・テストや IQ を測る WAIS-IV がメインなので，患者の状態を十分考慮して可能かどうか判断した後，はじめて可能となる。まして，心理療法を行っている患者と違い，心理検査を行う患者は筆者にとって初めてお会いする場合がほとんどなので，判断材料はカルテ，主治医からの申し送りと，初見の１，２分のごあいさつのみであり，判断はなかなか難しい。このような事情から，実習生に検査を施行してもらうことは残念ながらほとんどない。陪席できた場合は，心理療法の際と同様，メモは取らず，患者のバーバル・ノンバーバルな検査態度，検査者とのやり取りをじっくり観察してほしい。

●検査前●

　最も大切なのは検査目的である。主治医は何を知りたいのか，何のために心理検査を依頼してきたのか，しっかり把握する必要がある。実際は，統合失調症の鑑別，特に近年は，発達障害の精査や，発達障害と統合失調症との鑑別が大きなウェイトを占める。筆者は，被検者のカルテ，主治医からの依頼票をもとに検討した後，「あなたならどんなテスト・バッテリーを組みますか」と実習生に質問してみる。心理療法のときと異なりドギマギしてしまう実習生は少なく，しっかりした答えが返ってくる場合が多い。また，患者の現在の病状の把握も非常に大切である。主治医より心理検査の依頼があるということは，検査に耐えうる程度に病状が安定しているということだが，検査当日に調子が悪かったり，検査中に悪くなる場合もありうる。その際は，即検査を中止し，病状に合わせた対処を行う瞬発力を要する。そういうケースは稀だが，もしもに備えて，事前に実習生とコンセンサスを取っておく必要がある。

●検査後●

　検査を陪席した患者や，実習生の興味分野と関連のある患者の検査の結果出し・レポートは，数件選んで，実習生に宿題としてやってもらう。その際

も生データは持ち出さず，院内で実習の空き時間を使ってやってもらう。レポートができたら筆者が添削し，実習生と検討する。フィードバック面接に関しては，筆者が行う場合は可能な限り陪席してもらう（実習日とフィードバック面接を行う日が一致しない場合も多く，実際は陪席してもらう機会が少なく残念である）。フィードバック面接の際は，患者の病態に合わせて，結果をどのように，どの程度まで告げるかがポイントである。自分の検査結果を知りたいと思うのは自然の感情なので（特に，筆者がフィードバック面接を行う患者は，フィードバック面接の時間を設けて検査結果を知りたいと主治医に申し出た方なので，その気持ちは強いはずである），検査結果が芳しくない場合もやんわりとフォローしつつ伝える。そのあたりのさじ加減を観察してもらえればと思う。また，結果レポートが欲しいと申し出る患者もいるが，その場合，筆者は，「専門的な言葉や数値が書いてありますので，次回の診察時までに，分かりやすくまとめて作成してお渡しします」と説明し，患者向けのレポートを別に作ってお渡しすることにしている。

●検査結果レポートのまとめ方●

　これまで筆者が行った心理検査の結果レポートから数件選んで，検査目的・患者の病歴と検査時の病状・検査態度・検査結果・フィードバック・検査後の経過について検討する。レポートのまとめ方としては，主治医への報告がメインであるので，主治医が治療上参考にしたいと思った事柄を，検査目的に沿っていかに簡潔にまとめるかがポイントとなる。しかも，検査の依頼件数が多く，迅速な結果が求められるので，要点を押さえたスピーディさが必要となる。

●実習生自身の心理検査●

　これまで実習生が，被検者になったことも勉強したこともなかった心理検査のなかで，現場で多く施行されているものを，実習生自身が被検者となってやってもらう。筆者の場合，時間の関係上，自記式質問紙検査のみにしている。自宅でやってきてもらい，次の実習日に集計法・判定法を教えながら，一緒に検討する。臨床心理に携わる者の基本として，「自分を知る」ということの一助になればと思っている。

（4）連携
●主治医●

心理療法を行う場合も，心理検査を行う場合も，患者にはそれぞれ主治医がいるので，当然のことながら主治医との連携は必要不可欠である。言うまでもなく，つね日頃から医師たちと円滑なコミュニケーションを取り，患者について，お互いにいつでも相談し合える状況をつくっておくことが大切と思う。特に，大学病院精神科では，外来と病棟で主治医が替わったり，研修医が先輩医師と一緒に担当したりというように，１人の患者に関わる医師が３人以上になることが多いので，ネットワークを広く張り巡らせておく必要がある。そのあたりのコミュニケーションの取り方，フットワークの軽さ(？)を観察してもらえればと思う。

●看護師・クラーク●

患者にとってまず最初の窓口は，受付にいる看護師・クラークである。来院時の様子，待合室での様子など，診療室の外での患者の情報を把握しているし，患者からの電話を最初に受けるなど，最も頻繁に患者に接している。また，診察や心理検査の予約取りもやってくれる。そこで，当然，看護師・クラークとの連携は大変重要である。医師同様，日頃からのコミュニケーションは言うまでもなく，研究会やケース・カンファレンスなど，機会あるたびに参加してもらい，臨床心理に関する理解を深めていただいている。時にはTEGなどをやっていただき，結果をフィードバックして，少しでも心理検査に興味を持ってもらえるよう心がけている。実際，心理療法・心理検査に関心を持ち，熱心に勉強している方も多い。

●PSW（精神保健福祉士）●

日本においても，1950年代より精神科医療機関を中心にチーム医療の一員として活躍してきた専門職である。1997年に国家資格となり，精神保健福祉士という名称になった。なお，臨床現場では記載上の省略用語としてPSWも多用されているため，本書には精神保健福祉士と表記している箇所と，PSWだけの箇所が存在する。

　筆者の勤務していた大学病院精神科では，「メモリークリニック（もの忘れ外来）」という枠を設けており，筆者が認知症に関する検査を，PSW が患者のご家族の方との面接を，同時に施行していた。今後は，ますます心理職と PSW がコンビを組んでの仕事が多くなってくることが予想される。また，心理職にとっても，社会資源など社会福祉の知識や，ソーシャルワーカー的な動きは必要であり，PSW からいろいろ教えてもらうことも多い。臨床心理を目指す実習生にとっても，今後，PSW と一緒に仕事をする機会は増大すると思われるので，是非とも現場で働く生の PSW の仕事ぶりを観察してほしい。

(5)　精神科診察陪席

　月 2 回程度，半日，実習時間帯に外来で，1 番ブース（その枠で最も先輩の医師が使う，通常最も広い診療室）の先生に，診察の陪席をお願いしている。研修医や医学部生と一緒に計 3，4 人ぐらいで陪席することが多い。

　患者は初診・継続さまざまで，疾患も統合失調症・うつ・身体表現性障害・認知症など，これもさまざまである。なにぶん，心理療法の陪席を十分にさせてあげられないという現状があるので，実習生にとってこの陪席は，非常に貴重な機会と考えられる。それだけに，心理療法の陪席の項で述べた陪席における注意・心構えはしっかり肝に銘じておいてほしい。診察の前後に医師から患者についてのコメントがあるので，その場の空気を読んで，可能ならば是非とも質問して，せっかくの機会を十分に活用してもらいたい。また，患者への処方を憶えておいて，後で調べてみるなどして，薬に対する知識も増やしてもらえればと思う。

　場合によっては，インテーク面接をさせてもらえるチャンスに遭遇することもあり，その際には，チャンスを生かして大いに現場を体験してほしい。ただし，少しでも緊急性を感じた場合は，一人でなんとかしようとジタバタせず，落ち着いて，医師・看護師・実習指導者など，周りに助けを求めることをよく憶えておいてほしい。また，日頃からインテーク面接についての勉強をしておくと，いざというときにドギマギしないですむかもしれない（イ

ンテーク面接についてのレクチャーは，実習スケジュールの早い段階で適宜行っている）。

　さらに，大学病院では，基本的に，診断が難しかったり，合併症がある患者が入院の適応となるので，それ以外の患者には，関連病院をご紹介して入院していただくことが多い。また，入院予約してから即入院というわけにはいかず，順番をお待ちいただくことになるので，緊急に入院が必要な場合も関連病院をご紹介することになる。そこで，関連病院へのリファーも重要な仕事となってくるわけで，陪席時にもよく見かけることであろう。臨床心理においても，医療機関や他のカウンセリング機関へのリファーは重要な仕事であるので，この機会に，医師のリファーの仕方をよく見ておいていただければと思う。

 ## 7　病　棟

(1)　大学病院精神科の病棟

　大学病院精神科の病棟の特徴としては，まず，診断および薬の調整が主な入院目的となるため，患者の入院日数が短いことが挙げられる。よって，患者の入れ替わりが激しい。また，医師や看護師の人数が多く，研修医もかなりいて，スタッフ側の入れ替わりも激しい。このような状況のなかでは，患者やスタッフの顔と名前を覚えるだけでもひと苦労かもしれない。

　病棟は，患者の日々の生活の場となっているわけで，患者とスタッフとの距離が外来に比べて近いと言える。それゆえ，実習生も患者と接する機会が外来より多く，貴重な経験になると同時に，実習生側の緊張感も高いのではないかと思う。

　また，病棟スタッフの１日の仕事の流れを把握すること，および患者の１日の生活スケジュールをつかむこと（規則正しい生活パターンを送ることが治療目的のひとつとなっている患者も多く，比較的キチンとした１日の生活スケジュールが決まっている）が大切と考えられる。さらに，１日の流れだけではなく，SST，心理教育，季節の行事・レクリエーションなどから，１

カ月単位，1年単位で病棟の流れを把握することも可能であろう。

(2)　教授カンファレンス

　週1回行われる教授カンファレンスと次に述べる教授回診は，大学病院ならではのものなので，なるべく実習日がこの日と重なるように調整してもらっている。教授カンファレンスとは，新しく入院した患者に対して，主治医による現症・生育歴・家族構成・入院の経緯・入院の目的の発表の後，病棟担当の医師・看護師・PSW・研修医の前で，患者と教授が面接を行い（もちろん患者の同意が必要），その後，その患者について，教授と病棟スタッフとで検討するというものである。

(3)　教授回診

　教授回診とは，教授が入院患者一人ひとりのベッドを回り，数分ずつ診察を行うものである。入院患者全員を観察できる絶好のチャンスであり，患者・教授・主治医のそれぞれの関係を見ることができるので，かなり勉強になると思われる。

(4)　心理検査

　常勤病棟担当心理職の指導のもと，実習生は，患者に MMPI・SCT・PF スタディなどの質問紙検査の説明をし，検査用紙を渡したり，検査の結果を採点し，レポートにまとめ，実習指導者に添削してもらったりしている。また，心理検査の陪席を行う。

(5)　心理教育

　非常勤病棟担当心理職の指導のもと，①オリエンテーション，②カルテをもとに，参加する患者についての概要の把握，③心理教育参加，④カンファレンス，という順番で行う。最も患者と近い距離で接することができる機会であり，実習生の得るところも大きいようである。

（6）　その他の病棟の活動

SST，家族心理教育，病棟行事（季節の行事・絵画・調理など）などに参加，スタッフのお手伝いをしてもらう。

（7）　入院患者のカルテの閲覧

心理教育や心理検査で実習生が直接関わった患者，教授カンファレンスで取り上げられた患者，実習生の研究分野の患者など，実習生が興味を持った患者の電子カルテは，必ず病棟のナースステーション内の PC で閲覧してもらう。

（8）　危機介入

危機介入とは，緊急の援助を必要としている事態に対処することであり，患者が希死・自殺念慮を抱いた場合，自殺企図（過量服薬で救急から精神科に入院してくる場合が多い），自傷行為，他害行為，精神運動興奮などが挙げられるが，精神科の病棟では頻繁に起こることである。そこで，実習生がそのような場面に遭遇する可能性も高い。その際は，あわてず，実習指導者をはじめスタッフの指示に従うことが重要である。また，スタッフがどのような動きをするかを観察する絶好のチャンスである（あわてずじっくり観察できたらたいした度胸かもしれない）。

8　精神科リエゾンチーム

筆者が精神科リエゾンチームを兼担していたときは，実習の曜日と合わなかったため，実習スケジュールに組み込むことが難しかったが，現在は，リエゾン担当常勤心理職がいるので，適宜，実習スケジュールに組み込み，実習生にその役割を紹介している。

精神科リエゾンチームでは，身体の病気で入院中の患者が，何らかの精神心理面での問題を抱えた場合に，精神科の医師や看護師，心理職などがチー

ムとなって，各科の医師や看護師と連携しながら支援を行っている。特に心理面でのサポートが必要と思われる患者に対しては，心理職がその患者が入院している病棟にうかがい心理療法を行う。

　具体的な活動内容としては，①精神科リエゾンチーム・ミーティング（リエゾンチーム・ケア対象の患者全員の情報をチームで共有する），②精神科リエゾンチーム回診（リエゾンチーム全員で，リエゾンチーム・ケア対象の患者を回診する），③心理職による心理療法，④患者が入院している病棟の看護師に対するコンサルテーション，⑤リエゾンチーム・ケア対象の患者のカンファレンスへの参加（患者の心理状態や必要な心理的支援について伝え，検討する）などが挙げられる。

　実習の曜日や患者の病状によって，これらの活動すべてに参加するのはなかなか難しいが，いくつかでも参加できれば，大学病院精神科の心理職の役割の大切な部分を実感していただけると思う。また，患者の身体や心の状態について一番よく把握しているのは，その患者が入院している病棟の看護師なので，精神科リエゾンチームでの活動をスムーズに進めるためには，その病棟の看護師とのコミュニケーションが最も重要となってくる。そのあたりも観察していただければと思う。

　精神科リエゾンチームでの実習も，数多くの診療科の病床がある大学病院ならでは特徴と言えよう。

9　臨床心理学研究会

　「臨床心理学研究会」とは，月1回，本院および関連附属病院の心理職が集まって，心理検査・心理療法に関するケース検討や研究活動の報告，各病院の近況について話し合う研究会である。「薬理生化学研究会」「精神生理学研究会」「精神病理・精神療法研究会」などと並んで研究班のひとつに位置づけられており，ここでも研究機関としての大学病院，つまり，「臨床」「教育」「研究」を3本柱とする大学病院の特徴が垣間見られる。実習生には，この会になるべく毎回参加してもらうとともに，毎年，年度の終わりに実習報

告発表をやってもらっている。

　実習の目的としては，以下の４つが挙げられる。

(1)　自分の実習している病院以外の関連附属病院の心理職の状況を把握する。

(2)　大学病院におけるケースをより多く見ると同時に，ケースの地域性を把握する。

(3)　自分の実習している病院以外の関連附属病院の実習状況を把握する。

(4)　実習報告発表をすることによって，半年間の実習を振り返り，自分なりにその意義をまとめる。

　以上に加えて，他大学の実習生（関連附属病院の実習生）と交流する（ときにはグチをこぼし合う!?）貴重なチャンスになると考えられる。実習報告発表では，半年間のがんばりに感極まって涙する実習生の姿を見ることもたびたびあり，なかなか感動的である。

　また，臨床心理学研究会では，年に１，２回，「心理臨床の集い」を開催している。「心理臨床の集い」では，オープンなかたちで外部の心理臨床に携わる方々にもご参加いただき，毎年テーマを決めて，ケース検討会を行ったり，外部の先生をお招きしてワークショップを開催したり，毎回大変な盛り上がりを見せるとともに，今後の臨床のために大いに役立つ貴重な機会となっている。実習生には，この集いに参加してもらうだけではなく，その企画段階から観察してもらっている。ひとつの心理臨床の会を計画・実行するにあたっての経過を目の当たりにしてもらい，また，心理臨床に携わる多くの方々と交流してもらうことが目的である。実習生にとって，このような機会はそれぞれの所属する大学院などでもあるとは思うが，そのひとつとして役に立てればと思っている。

10 実習後のフィードバック

(1)　近ごろの実習生の特徴

　大学学部からストレートで（社会人経験を持たず）大学院に入った人に見られる特徴なのだが，積極性のなさ，受身的な姿勢が目立つような気がする。大学院の指導教員が与えてくれた実習先になんとなく来て，そつなくこなし，実習の単位を取るという感じがする。また，実習指導者が指導したことが分かったのか，分からないのか，いまひとつつかめない。実習指導者も日常業務に追われて忙しいので，それを確かめる時間的余裕がない。

　また，昼休みや実習後の自由時間には，サーッとどこかへ消えてしまい（あえて別行動にしているものの），実習指導者とコミュニケーションを取りたがらない傾向にあるように思う（筆者がコワイのだろうか？　忙しそうだからと遠慮しているのだろうか？）。この項で述べたことは，あくまでも筆者の印象であって，すべての近頃の実習生に当てはまることではないことを付け加えておく。

(2)　実習報告発表

　「臨床心理学研究会」の項で述べたように，実習生自身の振り返りとして，臨床心理学研究会で実習報告発表をしてもらう。

(3)　実習振り返りカンファレンス

　実習生と実習指導者双方の振り返りとして，筆者は実習最終日に，実習生と2人で実習振り返りカンファレンスを行っている。筆者からは，半年間の実習をねぎらうと同時に率直な意見を実習生に投げかける。実習生からは，「もっとこうしてほしかった。もっとこんなことがやりたかった」というような今後の希望を率直に言ってもらう。

　筆者としては，実習指導を通して教えることの難しさを痛感し，また教えるという立場に立つと，新たに勉強しなくてはならないこと，勉強し直さな

くてはならないことが多いことに気づき，心理臨床家としてもっと精進しなければと反省し，いつも大変勉強になる。

 ## 11 今後の希望

　日常業務を行いながらの実習指導なので，いつもバタバタしていてじっくり指導する時間的余裕がない。また現実的に考えても，今後，実習指導にもっと時間を割くことができるような状況になることは難しいであろう。そこで，是非，大学病院の外来・医局のバタバタしている雰囲気を，この際肌で感じてほしい。また，忙しい合間を縫って質問するタイミングを身につけ，是非，積極的に質問してほしい（質問するタイミングを身につけることは，いつも忙しい医師や看護師とコミュニケーションを取る必要がある大学病院心理職にとっては，必須の技と言えよう）。

　また，実習日が週１日の固定の曜日なので，他の曜日に行っている業務を実際に見てもらうことができない。是非，他の曜日に来てもらう機会を実習中，各曜日１日は作り，他の曜日の業務を見学だけでもしてもらい，１週間の業務の全体の流れをつかんでほしいと思う。

　実習後もメールのやり取りをしたり，つながりを続けている実習生も何人かいる。実習生たちは，実習を終え大学院を修了した後，病院臨床に限らず，さまざまな職場に就くであろうが，臨床心理に携わる者同士として，何かのときには助け合ったり，切磋琢磨し合ったりする関係になれれば，と筆者はいつも思っている。

　現在，筆者は大学院の教員として勤務しており，本書で紹介した近年までの勤め先である大学病院精神科に実習をお願いしている。つまり，実習生を受け入れる側から，実習生を送り出す側（実習をお願いする側）になったわけだが，あらためて，現場の実習指導者の役割の大きさを痛感し，実習指導の先生方に深く感謝している。実習指導者は，実習生が大学院を修了し，臨床現場に出る際のロールモデルとなっており，また，日頃，大学院生と接していると，臨床現場での実習が大学院の２年間の学びのなかで，彼らに最も

大きな影響を与えていることがひしひしと感じられるからである。

本章の要点

1. 教育機関でもあるので，実習生は受け入れられやすい環境だが，研修医，医学部生など，実習生人口が過密状態にある。

2. 研究機関でもあるので，研究会が盛んに行われており，精神医学の基礎を学べる。また，教授カンファレンスや教授回診に同席できる。

3. 外来，病棟で主治医が替わったり，研修医が先輩医師と一緒に担当するなど，１患者に対する医師の数が多い。また，入院日数が短く，患者の入れ替わりが激しい。よって，目まぐるしくはあるが，多くの患者，医師，患者 - 医師関係を見ることができる。

Summary Abstract

引用文献

飯田紀彦編著（2006）．プラクティカル　医療心理学．金芳堂

読んでおきたいブックリスト

飯田紀彦編著（2006）．プラクティカル　医療心理学．金芳堂
　医療と心理学との関係，医療現場における心理職の役割について，非常にわかりやすくまとめられています。

野村れいか編著（2017）．病院で働く心理職——現場から伝えたいこと．国立病院機構全国心理療法士協議会監修．日本評論社
　医療現場で働く心理職の仕事について，多様性，多職種協働に焦点を当てて，丁寧に解説しています。実習現場で働く心理職の仕事についての理解が深まります。

下山晴彦編（2003）．臨床心理実習論．大塚義孝ほか監修　臨床心理学全書４．誠信書房
　臨床心理実習に関して，簡潔にまとめられた本です。現場におけるより実践的な実習ガイドである本書と併せて，実習・演習の理論を学ぶには，最適な書と思います。

下山晴彦・中嶋義文編（2016）．公認心理師必携 精神医療・臨床心理の知識と技
　法．医学書院

　　医療の基本知識，精神症状の見方，代表的な精神疾患の特徴，心理アセスメント
　　の技法などが，簡潔にまとめられています。また，症例を用いて具体的な介入方
　　法についても解説されていているので，実習現場での症例と比較して検討するこ
　　とができます。

丹野義彦編（2021）．健康・医療心理学．野島一彦・繁桝算男監修　公認心理師
　の基礎と実践 16．遠見書房

　　保健医療分野の現場における心理社会的な課題や必要な支援について，基礎的な
　　知識をまとめたものです。医療機関での実習に出る前の基本的な知識の確認に役
　　立ちます。

第**4**章　総合病院精神科での臨床心理実習 ——当院における取り組み

［花村温子］

1 はじめに

　本章を読んでくださっている方は，これから心理職を目指そうとしている方だろうか。それとも現職の方だろうか。どちらにしても，読者の方は，心理職を目指そうと思ったときに，どのような場所で働いているのが心理職であると思い，どのような場面で働く自分の姿を想像しただろうか。筆者は，なぜか「心理職は病院にいる人」と思っており，精神科で心理検査をしたり，ベッドサイドでお話をうかがい，医師や看護師と連携して働くイメージをもっていた。そのため，実習先も病院を選んだ。

　総合病院精神科での実習をスタートに臨床経験を積み，現在は，実習生の面倒を見る立場になっている。実習指導を行っているのは，当時実習で学ばせていただいたことの恩返しのような気持ちからである。であるから，本稿も，今まで筆者を現場で育ててくださった諸先輩方への感謝の気持ちを込め，また自分の経験が後輩の役に立つことができるならと，お引き受けすることにした。

2 病院と精神神経科の概要

　筆者が勤務する埼玉メディカルセンターは，埼玉県さいたま市に立地し，ベッド数395床の，地域の中核病院的な役割を担う総合病院である。職員数は，約600名である。神経精神科は，常勤医師3名，非常勤医師3名の体制で外来診療，入院診療，他科からの院内依頼業務（リエゾン）を行っている。

近接領域として心療内科（医師1名）もあり，心身症や摂食障害患者はそちらで診療を行っている。

●外来の状況●

　総合病院であるがゆえに，神経精神科を受診する患者の年齢層，病態レベルもさまざまで幅広い。「クリニックでは抱えきれず，しかし単科精神病院に行くには敷居が高いと思われる方」「他科と連携して治療を進めていく必要のある方」が受診される傾向が高い。

　院内他科からの依頼も多く，たとえば，他科で糖尿病やがんなどを治療中の患者がうつ状態になり，精神神経科や心療内科に紹介され，そこから心理面接依頼となり，心理療法室の心理職のもとにやって来ることもしばしばある。

●病棟の状況●

　神経精神科は，独立した病棟をもたないため入院が必要とされる場合は内科などと同じフロアの開放病棟に入院となる。興奮や希死念慮の強い患者の入院は難しく，そういう方は閉鎖病棟をもつ単科精神病院にお願いすることになる。

　麻酔科と連携のうえ，手術室において電気けいれん療法も行うため，神経精神科の入院患者は遷延したうつ病や，うつの食欲低下から体力も低下した方，内科など他科との協力で治療を進めていくようなタイプの方が入院される。なお，摂食障害は心療内科医（常勤1名）が診療を行っているため，同じ病棟に摂食障害の入院患者も多い。

　その他，関係職種として，医療ソーシャルワーカーが院内に3名配置されており，患者の転院調整や社会資源の紹介，各種手続きなどのソーシャルワークをお願いしている。

3　心理療法室の概要

　病院組織のなかで，心理職は医療技術部門の心理療法室という部署に属している。常勤が2名，集団精神療法を担当する非常勤が3名である。心理職

は，もともと神経精神科の一員という扱いであったが，1999年に心理療法室
という独立した部署になった。神経精神科や心療内科から心理検査や心理面
接依頼を受け，医師との連携のもとに業務を行うことが多いが，外科や内科
からの依頼で心理面接が開始されるケースもあり多職種チームの一員として
動いている。

　現在，心理療法室で心理職が行っている業務は，個人精神療法，心理検
査，集団精神療法，緩和ケアチームへの参加，認知症ケアチームへの参加，
乳がん術後の方の自助グループ参加，院内メンタルヘルス対策（職員のメン
タルヘルス）チームへの参加などがある。ここに，実習生教育も加わる。

4　当院における臨床心理実習の実際

　「子どもは親の背を見て育つ」というように，専門職の養成教育にあたっ
ても，どのような指導者につくか，どのような初期経験を積むかは大変重要
である。自分が実習で多くのことを学んだという感謝の念があるので，実習
教育については関心をもち続けているが，筆者はあくまでも病院職員として
の心理職であり，学生教育にすべての時間を割けるわけではないので，いか
に一緒に業務を行っていくなかで学び取ってもらえるか，効率よく教えてい
けるか，がポイントとなる。

　当院の心理療法室の実習では，集団精神療法参加研修を中心に行ってい
る。

(1)　集団精神療法参加研修
●集団精神療法の概要●

　当院では，神経精神科（一部心療内科を含む）の患者を対象に3種の集団
精神療法を実施しているが，実習生にはそれらのグループにスタッフとして
入り，グループ運営に携わり，反省会にも参加してもらう。当院で行ってい
るグループ活動は，表4-1のとおりである。

　実習生は，これらの木曜グループ，火曜グループいずれかを選択し，職員

表 4-1　当院の集団精神療法におけるグループ活動一覧

---

(1)　グループ「ドリーム」（第 1・3・5 週，火曜日 14：00〜16：00）

　　デイケア的なグループで，料理や，生活に役立つものの制作，季節行事などを
行っている。統合失調症の方が中心であるが，社交不安障害の方なども参加してい
る。作業所や毎日行われるデイケアには通いきれないレベルの方が参加している。

- -

(2)　グループ「ミントの会」（第 2・4 週，火曜日 14：00〜16：00）

　　対人緊張を主訴とした患者が対象で，グループのなかでの会話をとおして対人関
係の練習を行う，言語交流主体のグループ。

- -

(3)　「運動表現療法」（毎週，木曜日 14：00〜15：00）

　　ストレッチ，軽いレクリエーションなど，身体活動を通してリラックスを体感し
てもらうグループである。うつの回復期の方を当初は対象としていたが，「健康体
操教室に参加する」というようなムードで参加でき，当院で行われているグループ
のなかでは一番無理のない参加を促しやすいため，参加者の年齢層や病態もさまざ
まである。現在はすでに社会復帰を果たしている方が，通院しながら息抜き的に参
加している場合もある。

とともにグループ運営に携わる。木曜日の「運動表現療法」では，毎回進行
が決まっているため，実習生もグループリーダーを務める。

　火曜日グループの実習生が毎年 2〜3 名，木曜日グループの実習生も 2〜
3 名が在籍している。

　集団精神療法参加型の実習は，直接患者とふれ合ったり，ともに作業に加
わったり会話をしたりすることで，疾患や患者に対する理解を深めていくと
同時に，精神科医療で行われる治療の一環としての集団精神療法というもの
を理解できる。ときに医師や看護師，研修医，他職種の実習生の参加もあ
り，また院内の管理栄養士を招いて料理教室を行うこともあるので，多職種
連携をグループ内でも味わうことができるだろう。職員側からしても，グ
ループで患者さんをきめ細かくフォローするために，複数の実習生の存在は
助けになっている。

●グループのアフターミーティング●

　集団精神療法参加研修の実習生は，集団精神療法の時間にのみ参加してい
るわけではない。グループ後には，毎回アフターミーティングが行われ，そ

の日に行われたグループを振り返る。実習生は，参加した感想，その日のグループの様子，参加者の様子について意見を述べる。実習指導の心理職はカルテを閲覧しながら参加患者の疾患や現在の症状，パーソナリティ，家族背景などを実習生に説明し，診察場面での様子を確認し，時間が許せば主治医に直接最近の様子を伺うこともある。心理検査を実施した方であれば，その結果や見方についても情報を共有し，グループ場面での患者理解を深めていく。「○○さんは疲れても自分からは言わないので，次回辛そうだったら椅子を勧めよう」など，具体的な関わりについても検討する。このアフターミーティングがグループ・スーパービジョン的に機能している部分もあろう。

　「ドリーム」グループでは，ある程度年間計画は立っているが，次回の料理教室ではどんな料理を参加者が望んでいると思うか，クリスマス会での企画はどうするか（たとえば「誰がサンタ役をやるのか」）など，アフターミーティング中に今後の企画内容について，実習生に意見を出してもらうこともある。集団精神療法担当の非常勤心理職や実習指導者とともに，グループで必要とされるものの買い物に同行したり，事前準備を手伝ってもらうこともある。

　複数の実習生を引き受けていると話すと，他機関の心理職には驚かれることもあるが，実習生を抜け出したばかりの非常勤心理士や先輩実習生が，後輩実習生をさりげなくフォローしていたり，実習生同士が情報交換して支え合っている様子もみられる。グループそのものも，若い健康な力に支えられて生き生きしているように思え，実習指導者も元気をもらっている。

●集団精神療法参加者への個別面談●

　集団精神療法に参加している患者を対象に，約半年に1回，20分ほどの面談を行っている。現在，調子はどうか，家ではどのような生活を送っているのか，グループに参加していてどのように感じているか，グループ参加の継続は希望するか，今後はどうしていきたいかなどをインタビューする。この面談は個別に担当患者を割り振り，実習生に実施してもらう。インタビュー結果をもとに，スタッフで共有し，今後の個々の患者の参加目標設定見直し

を行うのだが，普段の集団や診察場面では患者本人の口から語られることの
なかった情報が，インタビューによって出てくることもある。この個別面談
は，実習指導者側が，患者と実習生の相性などを勘案して組み合わせを決め
ている。普段から，集団による支援と，個別での支援の組み合わせは相補的
となり効果的であることを実習生には伝えているが，個別面談で得られた情
報により，さらに集団での支援内容を深める，外部資源につなげるなど支援
がさらに発展的になることも多い。

(2)　予診研修

　新規患者の予診をとる実習は，かつて実施していたものである。現在は実
習生ではなく，非常勤の若手心理職の訓練の場となっているが，参考までに
記す。

●予診研修で得られるもの●

　予診研修は，より「心理職が精神科医療のなかで働くにあたって」の心構
えを認識させられる実習であろう。医師の初診にスムーズにつなげられるよ
うな予診をめざし，短時間で，必要な情報を問診票に沿って聴取する。そこ
で，さまざまな患者に接し，どんな患者が精神科にやってくるのかを知り，
疾病概念を理解したり，患者への接し方，話の聴き方，見立てなど，多面的
に学ぶ。さらに，精神科医療にとどまらず，総合病院で働く心理職であるか
らこそ知っておくべき事項は多数ある。津川（1999）による，「総合病院の臨
床心理士として必要なこと」を表 4-2 に示す。これは筆者が日頃から考えて
いることでもある。

●見立て力を磨く●

　医師に予診で得られた情報を説明するにしても，その患者に対する自分な
りの「仮説」をもつ「見立ての力」がないとできないであろう。その後，初
診でどのような診断を医師が下し，どのような処方をし，どのような方向づ
けがなされたのかについて，カルテを確認したり，直接初診担当医から聞く
ことで，その仮説が検証されていくことを繰り返すと，見立ての力も自ずと
上がっていく。筆者もこのようにして学んでいった。心理職が陥りがちな，

表4-2　総合病院の臨床心理士として必要なこと

1．総合病院の基礎知識，技術

　たとえば，カルテ用語ひとつ取っても，外科から内科まで病院全体のカルテを読まなければならない。また，心理学の知識はあっても，車いすの操作ひとつ分からなくては，総合病院のスタッフとして機能できない。

2．心理面接

　基本的な精神療法や心理査定の訓練はもちろんのこと，多くの疾患や難病者の面接をするため，疾患や病態によって面接の工夫や注意が必要。

3．業務のバランス

　臨床が最優先なのは言うまでもないが，それに加えて教育・研究・地域活動と，バランスの取れたスタッフであることも必要。

(津川，1999)

心因論に偏らない見立てを体験していく必要性も大きい。どうしても，大学院教育のなかでも，書物や学会発表においても，カウンセリングが功を奏した例が紹介されることが多いので，そうではない幅広い事例を見ておくことが重要である。

●予診のその後を追う●

　予診を担当した患者が，1カ月後，3カ月後，半年後どうなったのか（たとえば初診時に処方された薬で安定したのか，治療を中断していないか，病状悪化はしていないか，など）をカルテを閲覧して確認し，さらなる患者理解に努めるよう指導している。初診時にうつ病と診断されていても，それが統合失調症の初期症状としての気力の落ち込みであり，半年後に幻覚妄想状態で閉鎖病棟のある病院に紹介せざるを得なかったケースなどもあるからである。一度診断が下ったらそれで終わりではない。心理職としての見立ても同様である。新たに得られた情報を加えて，常に治療方針は軌道修正される。また，心理検査の依頼がなされた場合，その患者の予診をとった実習生にはなるべく結果をフィードバックしている。

●研修医とともに研修●

　予診研修では，研修医とともに予診を交代でとることもある。実習生から「研修医は医学の研修をきちんとしているので，心因論として聞いてしまいそうな話についても『そういう症状の出そうな身体疾患は何か』をチェックする。勉強になった」という話も聞かれる。また，研修医側からは，あるケースにおいて「心理職の人は家族関係や発達過程をしっかり聞くが，親子関係のねじれが現在の症状にここまで絡んでいるとは話を聞かないとわからなかった」と述べており，お互いの職種における研修の相乗的な効果もある。

(3)　その他の研修

●心理検査の陪席●

　心理検査の陪席は現在の実習の構造上むずかしいが，心理検査結果採点の手伝いをしてもらうこともある。それがどのような心理検査報告レポートとして出来上がるのかも，見届けて学習してもらいたいため，報告書を見ながら振りかえりを行うこともある。

●チーム医療活動への同行研修●

　緩和ケアチーム回診や認知症ケアチーム回診など，心理職が参加している多職種チーム活動に同行する場合もある。精神科内での心理業務はある程度想像がついても，緩和ケアチームでの動きや，外科系病棟がどのように動いているかを実際に実習生が知ることは少ない。当院の緩和ケアチームには，外科系医師，内科系医師，精神科医師，看護師（認定看護師含む），ソーシャルワーカー，薬剤師，管理栄養士，心理職が属し，活動をしているが，先日心理の実習生を同行させたところ，「回診のスピード感や，病棟の緊迫感（ちょうどある病棟で患者の急変があった）に圧倒された」とのことであった。多種職間連携の際たるものを肌で感じることにもなる。実習生の感想を次頁に紹介する。

●オプションの実習●

　実習生に対して，興味関心の度合いに応じて本や論文の紹介や，外部の勉

○同行研修を終えて

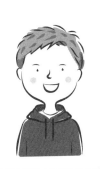

　緩和ケアチームの活動自体，想像もつかず，用語も
わからず，圧倒されたのが本音です。私がいて邪魔に
なっていないかどうか心配でした。病院という機関
は，人の生死に関わっているということを改めて痛感
させられた気がします。こういう機会があると，自分
や，心理職を目指す者としてのあり方を見つめ直すこ
とができます。

強会，研修会を紹介することもある。地域の精神科医師や医療スタッフが集
まる研究会に実習生も参加させてもらうこともある。さらに視点が広がり，
地域連携に目を向ける機会となるだろう。

　また，医師が学会の大会を引き受けるときや，筆者が職能団体の役員とし
て研修会を行う際にアルバイトとして実習生に来てもらったりする。研修会
に参加者として参加するだけでなく，裏方を体験することで，主催者側の苦
労を味わったり，職能団体や各種学会がどのような活動をしているかを知っ
てもらったりと，より社会常識を身につけてもらうチャンスと考えている。

5　実習生を受け入れるにあたって

（1）　実習生の適性判断

　実習希望者には，まずは実習期間開始前に集団精神療法に体験参加してい
ただくことにしている。グループ参加の様子を見て，実習に対する姿勢，患
者への接し方，実習生の体力などを総合的に判断して，問題がある場合には
注意を行い，改善が難しい場合は担当教員に連絡のうえ，実習生受け入れを
お断りする場合もある。実習開始以降に実習継続が困難と判断されれば，実
習中止となることもある。

　大学院の実習担当教員とは必要に応じて連絡を取りあう。以前は実習が開

始されるとこちらから働きかけない限り連絡のないことが多かったが，現在
は公認心理師の養成課程から実習生を引きうけることがほとんどのため，定
期的に大学側から巡回指導で教員がお越しになる。そのときに，実習場面を
見てもらい，意見交換を行う。

(2)　実習委託契約の締結

　実習開始にあたり，大学側と病院側で実習委託契約書を交わす。病院は病
院長名で，大学は学長か所属長名での文書であり，実習生名や期間，内容と
いった基本事項以外には実習を行うにあたっての守秘義務の徹底や，個人情
報保護の観点で問題があった場合には大学側がその責務を負うこと，実習費
支払いについてなどが記されている。これらは，他職種の実習では当たり前
になっているが，心理の場合は大学によってばらつきがあり，今までは病院
側から整備を申し入れていった。現在国家資格が成立し整備は進んだと思わ
れる。

(3)　実習生のオリエンテーション

　早い段階で実習生に対し，「実習生の心得」研修を行うようにしている。
当院の概要，神経精神科と心理療法室スタッフ，その他関連職種の紹介，実
習生としての心構えなどを記した実習オリエンテーション用資料（表4-3）
を用いて，守秘義務の大切さや，「実習させていただくという謙虚な気持ち
と共に，自分で学ぼうと思う積極的な気持ちがほしい」「専門家である前に
一般の常識的な社会人であること」など，1時間ほどのレクチャーを行う。
実習生というより，病院心理職として働くにはこうあるべし，という実習担
当者である筆者の思いも詰まっている。
　そのため，「実習生といえどもあなたは病院の人です」と常に指導してい
る。多職種の実習生もたくさん抱える病院という場で，「心理の実習生は常
識がない」と言われては困るのである。心理の実習生の受け入れに影響する
ばかりでなく，現職の心理職であるわれわれの評価にもかかってくるだろ
う。「実習として現場に出るにあたって」の心構えを大学院でももっと教育

表 4-3　実習オリエンテーション用資料

埼玉メディカルセンター　神経精神科・心理療法室　実習オリエンテーション

1．埼玉メディカルセンターの概要
　さいたま市を中心とする埼玉県の中核病院，395 床
　診療科：内科，外科，整形外科，脳外科，形成外科，眼科，耳鼻科，小児科，産婦人科，皮膚
　　科，泌尿器科，精神神経科，心療内科，腎センター，健康管理センター
　〜院長，副院長，看護部長，事務部長名など　略〜

2．神経精神科・心理療法室・関係部署の概要・スタッフ
　総合病院の精神科なので患者層は病態・年齢ともに幅広い。
　外来患者は毎日医師が 2 名で担当。別に初診担当医が 1 名。
　入院が必要な場合は主に 8 階東病棟に入院（開放病棟）。
　心理療法室は神経科から独立，他科からもカウンセリング希望の患者を受け入れる。
　〜神経科医師，病棟科長（師長）などの名簿，関連スタッフ名簿　略〜

3．実習生としての心得
　・身だしなみ・清潔感（だらしない服装，派手な服装，アクセサリーはしない。長い髪は結ぶ。
　　爪は切る，マニキュアもしない）。
　・社会常識のルールは守ること（挨拶など）。
　・遅刻・欠席は必ず連絡（わかっている場合は事前に。当日の場合は病院に電話を）。
　・守秘義務の徹底（たとえば，帰り道に参加者の話をしながら帰らないこと，など）。
　・実習生とはいえ「病院の人」。誇りと自覚をもつこと。
　・わからないことに自己判断しない。必ず聞くこと。
　・患者さんの前でプライベートな話はしない（自分のこと，他のスタッフのことも含めて）。
　・実習生としての自分自身のありかたを毎回きちんと振り返ること。

4．精神科・心療内科がとり扱う疾患について
　グループに所属するメンバーの疾患については知っておく。

5．当院のグループ活動（集団精神療法）について
　・ドリーム（毎月第 1・3・5 火曜日午後 2〜4 時）
　・運動表現療法（毎週木曜日午後 2〜3 時）
　・ミントの会（毎月第 2・4 火曜日午後 2〜4 時）
　・「集団精神療法」とはどんなものかを調べてみること
　・参加者との接し方・距離のとり方に注意
　・自分なりの参加目標を立ててみる（短期目標，中期目標，長期目標）

6．心理療法室で心理職が行っている仕事
　・心理テスト（主としてロールシャッハ・テスト，知能検査），カウンセリング。
　・医師と協働するケース，投薬はなくカウンセリング中心のケースもあるが，医療機関である
　　関係上，診察とカウンセリングはセット。医師の指示を受けきちんと報告をする。
　・集団精神療法の企画・運営。
　・外科の患者クラブ（乳がん術後の方の自助グループ）「まんまサロン」への参加，協力。
　・緩和ケアチームへの参加。
　・認知症ケアチームへの参加。
　・看護研究や研修の手伝い。
　・職員メンタルヘルス対策チームへの参加。
　・実習生指導（心理・福祉・看護・養護教諭養成課程学生，職業体験実習の中学生）研修医指
　　導も含む。

して送り出してほしいと考える。

（4）　実習中・実習後のフォロー

　実習生には毎回レポートを出してもらい，実習指導者も毎回コメントをつけて返す。共有すべき内容については，グループのアフターミーティング時に取り上げ，指導を行う。日頃から，今日は参加してみてどうだったか，などと声をかけ，メールなど他のツールでもやりとりをするなどして，実習生と実習指導者とのコミュニケーションを取るようにしている。また年度末に，実習生は1年間の振り返りを行い，感想を一人ひとり言ってもらうのだが，そこでのコメントを抜粋して点線枠内に示す。

> **○実習生の実習についての感想**
> ・実際に患者さんと一緒に何かをするというのは，とても貴重な時間でした。
> ・精神科の疾患に怖いイメージがありましたが，そういうものではないとわかりました。まだまだ偏見があるのだと思いました。
> ・お金をかけずちょっとした工夫で室内で楽しんだり，皆で何かを作り上げる楽しさを味わうことができ，心から楽しいと思えました。われわれが楽しいと思えないことを，患者さんも楽しいとは思わないだろうという先生（筆者）のコメントを実感した気がします。
> ・1年間を通してみると，グループに参加している患者さんは確実に変化しており，見学体験レベルではなく，長期実習を病院でできて良かったと思います。

　年度末に実習謝礼が病院会計に振り込まれる（実習指導者ではなく，病院に支払われる。これは他職種の実習でも同様）が，この金額も大学院によって非常に差が大きいので，今後検討すべき課題と考える。

6　実習指導を行いながら日頃考えていること

（1）　病院の日常を見る・他職種の動き方を見る

　病院実習の大きな目的は，業務を体験することもあるが，病院の文化を知り，そのなかで心理職がどのような位置づけで働き，他職種とどのように関わっているのかを，直に見てもらうところにある。1人の患者を支えるために，じつにさまざまな職種が関わっており，心理職の仕事も多方面に支えられて成り立つ。他職種同士お互いを尊敬し，尊重しあえる心理職になってほしい。心理職が医師や看護師などと情報交換している様子など，自然に連携を行っている様子を見てほしい。休憩時間におしゃべりしている，そういった和やかな雰囲気が普段の連携を容易にしていることなども，感じ取ってほしい。

　そのほか，病院スタッフが働く姿を見ることだけでも，他職種理解につながるだろう。ともかく，総合病院は忙しい。医師は，短時間でも丁寧に患者の話を聞こうとしている。看護師や事務スタッフは，患者への対応に心を尽くしている。そのようななか，電話は頻繁にかかってくる。窓口には診療を待ちきれない人たちがやってくる。心理職である筆者も，事務スタッフや看護師とともに，電話に出たり患者の苦情を聞いたりする。

　誰かが倒れていれば，一斉にそちらの方向に皆が走っていく。心理職は何もできないと思われる瞬間でもあるが，病院の職員として，車いすを持っ

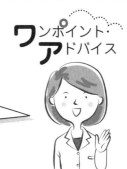

ワンポイント・アドバイス

あいさつが基本です。病院内で知らないスタッフとすれ違うときでも「おはようございます」「お疲れ様です」など，気持ちよく声をかけあいましょう。

てきたり，移動を手伝ったり，ほかの患者の動揺を鎮めるなど，何らかの手伝いができるだろう。今ここで，自分は何ができるのか，何をしたらよいのか，何をしてはいけないのか（むやみに患者を起こしたり，動かしたりしないほうがよいときもあるだろう）をよく考え，病院における心理臨床とは何か，自分のあり方はどうか，を見つめ直す機会となる。

　これらは，成田（1999，2006）が繰り返し「病院の臨床心理士は医療スタッフの一員である」と述べている。前述の「臨床心理士」は，国家資格である公認心理師も誕生した今，「心理職」と置き換えるとよいだろう。筆者は医療スタッフの一員であろうと努力しているが，それを実習生にも感じ取ってほしい。また，病院心理臨床において，カウンセリング主体で治療が進められるケースはほんのわずかでしかないということを，理解することも重要である。

　また，実習の場は病院であっても，「心理職として働くとはどういうことか」を実習を通して少しでも理解してほしい。対人援助職全般に言えることでもあるが，自分は「人を支援する」つもりで行っていることが，支援者側の一方的な思いの押し付けになってはいないか，本人の思いが置き去りにされてはいないかといったことを常に気をつけるようにしているため，実習生にもそのような視点を持ってほしい。心理職としてチーム医療を円滑に行うために，自分が日々心掛けていることは，以下のような観点であり，実習生にも伝えている（花村，2020を一部改変）。これは医療現場でなくても使えるものと実感している。

　⑴　チームとは何かを知ること。
　⑵　アクセスしやすい専門職であること。
　⑶　常にチーム全体を含むアセスメントを行うこと。
　⑷　患者・家族もチームの一員とみなし，関係職種が集まってチームを組むこと。
　⑸　他の職種を知ること，相手を尊敬すること（相手とは，他の職種のときもあれば，クライエントや家族も含む）。

(6)　自分の役割と限界を知ること。

(7)　他職種協働だけでなく，同職種内での連携，協働，交流にも気を配ること。

(8)　より良いコミュニケーションをとること。

　実習生には実習を通して，「自分を知る」努力を続けてほしい。自分はどんな心理職になりたいか，どんな職場で働きたいのか，心理学を学んだ一人の人間としてどんな人生を生きていきたいか，どんな場面が苦手なのか，思い入れしやすい対象は何か，といったことである。「医療の心理職に憧れていたが，実習を体験して，自分には体力的に無理そうだと思った」と，志望を変えていく実習生もいる。「心理職の仕事は1対1の支援が中心と思っていたが，実習で集団で支援していくことの楽しさを知った」と就職を決めていく実習生もいる。心理職でない職をあえて選択する場合もある。自分を見つめ，適性を実習の場で見極めていくことは大切と思われる。実習期間，筆者は実習指導者として実習生に対する個別面談も必要に応じて行っており，巡回指導の教員とも連絡を取り合って実習生を見守っている。「チーム」で実習生をフォローしていくので，守られた安全な場所で，失敗を恐れず，いろいろなことに好奇心を持って取り組んでほしい。

(2)　心理職の存在意義を考える

　医学の力を結集しても克服できない病もある。そのなかで心理職は何ができるのだろうか，常に自分自身に問い続けている。強いていえば「ご本人の生きる力を支えること」だろうか。しかし，無力感ばかりではない。チームで互いの知恵を出し合った結果が良い方向に行ったとき，苦労を他職種と分かち合えたとき，患者さんは亡くなられても「皆さんにお世話になりました」とご遺族がおっしゃってくださったときなど，医療の場で働く喜びをかみしめることができる。

　スクールカウンセラーや教育臨床をめざしている学生であっても，病院実習は軽視しないでほしい。教育現場には，精神疾患をはじめとした病を抱え

ながら通ってくる児童生徒，あるいは病をもつ家族と共に生活している児童生徒が多数存在している。どこまでを現場で支え，どこからは医療と連携したらよいのかの見極めなども，大変重要である。むしろ医療以外の臨床場面を希望する学生こそ，積極的に病院での実習に取り組んでさまざまなことを感じとってほしい。

7 まとめにかえて

　実習生を引き受けることは，未来を担う臨床心理学徒の初期経験を司る大変責任のある仕事であると同時に，自分自身の心理臨床家としての姿勢が問われることにもなる。現状に甘んじてはいけない，と自分を律し，さらに病院で役立つ心理職をめざし，実習生とともに日々勉強の毎日である。

　追記：心理臨床の場ではクライエントと呼ぶことが多いが，病院では「患者さん」と呼ぶのが一般的であるため，患者という表記にさせていただいた。

本章の要点

1. 精神神経科を受診する患者の年齢層，病態レベルはさまざまで，院内他科からの依頼も多い。そういった幅広い層の患者に関わることができる。

2. 緩和ケアチームに同行できる機会もあり，精神科病棟とは異なる病院の様子，たとえば回診のスピード感や，病棟の緊張感などにもふれることができる。また，他科との連携の仕方，関わり方を学べる。

3. 他職種も多く働く病院文化のなかで，病院における心理士の位置づけを把握し，心理士としてのアイデンティティを考えるきっかけをつかめる。

4. 病院臨床以外で働くことを希望する場合にも，病院実習は必要である。

Summary Abstract

引用文献

花村温子（2020）．多職種協働と医療連携．三村將・幸田るみ子・成本迅編　精神疾患とその治療．医歯薬出版株式会社，pp. 91-102.

成田善弘（1999）．病院における臨床心理士の役割と貢献．臨床精神医学，28(9)，1073-1077.

成田善弘（2006）．医療現場で働く臨床心理士に求められる教育と研修．臨床心理学，6(1)，64-68.

津川律子（1999）．医療保健福祉現場と臨床心理士の課題1――総合病院精神科．東京臨床心理士会編　医療保健領域における臨床心理士の課題，pp. 12-15.

読んでおきたいブックリスト

笠原嘉（2007）．精神科における予診・初診・初期治療．星和書店

　研修医向けに書かれているものですが，心理においても同様の，患者に初めて会うにあたっての心構え，話の聴き方のコツなどが簡潔に書かれています。

三村將・幸田るみ子・成本迅編（2019）．精神疾患とその治療．医歯薬出版株式会社

　精神科医療を中心に，医療で働く心理職が出会うさまざまな事象，疾患について書かれています。実習段階では，医療全般に目を向けるよりも，まずは精神科で心理職が出会う疾患などについて学ぶべきと考えられるため，お薦めします。

日本精神神経学会多職種協働委員会編（2020）．多職種でひらく次世代のこころのケア．新興医学出版社

　さまざまな専門職が自らの職種を紹介しているため，どんな場面で，どんな職種が，どのような活動を行っているのかが分かりやすいです。他の職種の業務を理解することで，心理職の役割も再確認することができると思います。

野村総一郎（2002）．精神科にできること――脳の医学，心の治療．講談社

　精神科医療の歴史から，さまざまな精神疾患に対する治療，日本の精神科医療の現状などもユーモアを交えた文体で書かれているので，読みやすくなっています。

第5章　精神科病院での実習
――単科精神病院の場合

［運上司子］

　はじめに

(1)　人間のこころを相手にする専門職

　心理職という専門的な仕事は，人間の「こころ」に幅広く関わっている。それは，人間が出生する以前の遺伝問題や，子育て支援から生命の有終を生きる高齢者のケアに至るまで，また，精神障害者（児）への心理療法から，職場の健常者に対するメンタルヘルスに至るまで，そして，個人との臨床心理的な出会いから，社会集団におけるコラボレーションに至るまで，複雑な立体交叉でつながっている。昨今，心理職への社会的な要請はますます高まり，どこで，どのように，どこまで役立つのか，その実力が問われ，その問いは個々の臨床心理士にも向けられている。

(2)　臨床の現場から学べるもの

　今，臨床心理を新しく目指す人々は，検索できる書籍，相談する先輩，準備された学習の場があり，求めさえすれば簡便な手引きを得ることに恵まれている。しかし，臨床の現場から学ぶことは，それに勝るとも劣らないものである。かつて臨床心理職が稀少であった時代，多くの先達は精神科病院という臨床の現場に一人で携わり，未開拓の職場で悪戦苦闘をして現在の道筋をつけてきたという歴史がある。筆者も長年，単科の精神病院に勤務してきた。そこでの体験が，臨床心理職としてのアイディンティティを現在も支えてくれていると確信している。

(3)　人間の生きざまに正対する臨床の場

　精神科の病院は，こころ病む人々が日々をどう生きているのか，そこに他者や社会はどう関与してくるのか，予想のつかないドラマが展開されている場である。そして，自らが習得した専門的な知識がどう使えるのか，再吟味を問われる場でもある。その場をうまく処理する万能なマニュアルは準備されておらず，人の問題にふれたその時々に，臨機応変に自己判断し自己決定していかなければならない。そこに足を踏み入れたとたん，机上の研究からは計り知れない人間の生きざまを，教科書として持つことになる。つまり，こころを病むことの意味，人間の持つ弱さとしたたかさ，家族の重さ，組織の守りと拘束，人としての誇りと屈辱といった両面性に対峙することとなる。そして，人間はどこまで解明されても謎である。この原点を見つめつつも他者を援助し癒していく術を，心理職の専門的な独自性として探し続けなければならない。

　ここでは，精神科病院勤務中に体験した大学院生の病院実習を振り返り，精神科臨床実習の実際について述べたい。

 ## 2　病院の概要

　臨床心理実習で筆者が関わったのは，明治時代に開設した民間の精神科病院にてお引き受けしたものである。病院の規模は，病床数が 500 程度と大きく，入院者の多くは統合失調症であり，長い入院年数を経て病院内でその生涯を終える人も少なからずおられる。他方，外来診療においてはパーソナリティ障害，適応障害，発達障害などが増え，臨床心理職の仕事も病院の外の社会と広くつながってきていた。このような病院に 1966（昭和 41）年，筆者は臨床心理職として初めて採用された。その後，複数の臨床心理職が心理療法と心理査定を中心的な業務として行い，さらにデイケア活動や病棟集団活動などにも携わってきている。

　病院の治療的な組織全体は，医師，看護師，薬剤師，検査技師，精神保健

福祉士，作業療法士等々，多くの職種が協働して運営されている。臨床心理職もこれらの医療チームの一員であり，他職種との連携は重要なスタンスとなっている。こういう状況のなかで，臨床心理の実習生をお迎えすることとなった。

3　実習の実際

（1）　実習の流れ

　実習生と関係者（臨床心理士，大学院担当教員，主治医，看護師，他職種）との連携を以下に述べる。

●**実習前に実習生の行うこと**●

- 大学院担当教員と病院，臨床心理士を訪問し，病院長に挨拶をする。
- 連絡方法の確認をし，実習日程と内容の打ち合わせを行う。その際，注意事項の確認をする。
- 病院側に契約書を提出する。

●**実習中に実習生の行うこと**●

- 臨床心理士，担当教員と具体的な事柄について適宜連絡を取り合う。
- 担当患者について，その主治医の指導を受ける。
- 病棟の看護長やデイケア課長と情報交換をし，レポート提出を通してフィードバックを受ける。
- 病院内の他職種（看護師，薬剤師，精神保健福祉士，作業療法士等）と必要に応じて情報交換をする。
- 担当教員に毎回レポートを提出し，指導を受ける。
- 実習内容の経過について毎回，臨床心理士に口頭ならびにレポートで報告し，また，心理検査を実施し，それについて臨床心理士から指導を受ける。

●**実習後に実習生の行うこと**●

- 実習をレポートにまとめ，担当教員，臨床心理士に提出をし指導を受ける。

- 病棟看護長，デイケア課長にもレポートを提出しフィードバックを受ける。
- 検討会に主治医の同席を申し出て，担当事例について振り返る。

●準備するもの●

- 実習用レポート──大学院担当教員，実習生が準備
- 下駄箱，ロッカー，病棟の鍵，名札──病院事務が担当
- 昼食（弁当，病院食，デイケア食等）──実習生および病院事務が準備
- 白衣，うち履き──実習生が準備

(2)　実習内容

- 実習期間は 15 回（週 1 回）とする。
- 実習の場は，閉鎖病棟（前半）とデイケア（後半）とする。
- 心理検査実習は適宜実施する。

詳しくは，表 5-1 を参照いただきたい。

(3)　実習時間枠

●閉鎖病棟●

- 朝の申し送り，昼食の介助，夕方の申し送りには必ず出席する。
- 病棟生活のプログラム，ならびに担当患者の生活時間を尊重して過ごす。

●デイケア●

- デイケアのプログラムに合わせて活動する。昼食は共にする。
- 病院外やデイケア終了後には，メンバーと個人的な接触時間を持たない。

●検討の時間●

- 毎回の昼食時間や参加中を利用。まとめた振り返りは夕方の時間を使う。

表 5-1　実習内容

実習生		A 子	B 雄
実習の場	前半（8回）	閉鎖病棟：担当患者と個別的な関わりをもち，観察をする。カルテや病棟日誌に目を通す。病棟行事や治療的な活動に積極的に参加していく。疑問や感想を言語化して関係者と情報交換し指導を受ける。	デイケア：プログラムへの参加を通して，個別のメンバーならびにグループ活動に関わり，その観察をする。毎回，メンバーが記載して提出する個人ノートを読みフィードバックする。感想や疑問点を言語化してスタッフの指導を受ける。
	後半（7回）	デイケア：実習生B雄と同様	閉鎖病棟：実習生A子と同様
検討会	臨床心理士による当日の指導	閉鎖病棟：昼休み中	デイケア：参加中
		デイケア：参加中	閉鎖病棟：昼休み中
	臨床心理士による1週間後の指導	毎回レポート作成し，1週間後に心理室，病棟，担当教員に提出して，その日の夕方，臨床心理士の指導を受ける。	毎回レポート作成し，1週間後に心理室，デイケア，担当教員に提出して，その日の夕方，臨床心理士の指導を受ける。
心理検査実習		知能検査，ロールシャッハ・テストなどの結果報告書を臨床心理士に提出して，指導を受ける。被検者の主治医と話し合う時間を持つ。	

4　実習の体験学習について

　実習の経過をレポート形式にまとめて振り返る。これは，実習生の学習にとっても指導にとっても意義深い。

(1)　コミュニケーションの難しさ

　実習生のA子は，表 5-2 の「実習計画表」に記載されているように，統合失調症の人とのコミュニケーションに，不安と期待と希望を抱いて実習に入った。コミュニケーションについては基本的な知識もあり，相手次第だと

表 5-2　実習計画表

学籍番号	G08001	氏　名	実習生 A 子
実習施設名	C 病院		
実習期間	平成〇〇年 4 月 23 日〜 8 月 6 日		

【希望する実習内容】

• 統合失調症の患者さんとコミュニケーションをもちたい。どのような接し方だとどのような反応が返ってくるのか，妄想や幻聴の人に周囲はどのようにつきあうのかについて知りたい。話すという言語的なコミュニケーションだけでなく，遊びなどの非言語的なコミュニケーションも通して学びたい。統合失調症の人とは話したことがない。

• デイケアではメンバーと楽しい時間をたくさん作って楽しく過ごしたい。

• 心理検査は実施時の注意を守り，分かりやすい解釈のまとめ方について勉強したい。

【到達目標】

• 担当の患者さんと会話や作業療法をとおして関わり，統合失調症への理解を深める。

• 看護師さんや PSW やスタッフの方々と話す時間をつくり，情報のやり取りができるような関係をつくる。

【実習スケジュール】

病棟：4 月水曜日　　デイケア：6 月水曜日　　心理検査：デイケア実習期間中に行う

いうことも知っていた。

●応答のない患者に接して●

　しかし，初日の実習日誌（表 5-3）にあるように，患者さんは応答してくれず，そうなると自分の緊張は高まりどうしていいのか分からなくなった。そして，そういう自分に失望する。

　しかし，その後の実習体験で，A 子は少しずつ気づいていく。時間はたくさんあるのだからゆっくりと相手を見てからでいいのだ，話題が盛り上がらなくてもいいのだ，笑わなくてもいいのだ，目が合わなくてもいいのだ，会話がきれいにつながらなくてもいいのだ，もう少し相手に寄り添って近づいてみよう，という具合にその姿勢が変わっていく。そうしてみると，その患者さんは，相手に強く働きかけられるとペースが乱されて受身になってしまうのだと見えてくる。A 子は，安心できる関係になるためにはその人のペースに添っていくことが必要だ，その関係を深めていくには距離も重要だ，通

表 5-3 実習日誌

4 月 23 日（水）			
学籍番号	G08001	氏 名	実習生Ａ子

【一日の動向】

8:00 9:00	10:00 11:00	12:00	13:00 14:00 15:00 16:00 17:00	18:00
申送り	病棟見学	カルテ 昼休憩	担当患者さんと過ごす	申送り

【実習の内容】 10時まで病棟を見学する。病棟看護長から病棟生活の様子やアドバイスを受ける。担当患者さんのカルテを見て入院時の訴えを把握する。午後，食堂で患者さんに「こんにちは」と声をかけるが返事がない。目は合わない。部屋まで一緒についていくと週刊誌を渡されたので，「好きな芸能人は誰？」と聞くと沈黙が続く。「何を話したらいいのか分からない」とボソッと言われた。

【気づきや発見／疑問に思ったこと】 患者さんに緊張しながら話しかけた。お互いに緊張していた。笑えなかった。懸命に話題を探したが浮かばなかった。

【自らの課題】 この緊張はどうなるのか。もっと肩の力を抜いて自然に質問をしたらよかったのだろうか。

い合う言葉を大切に選んでいきたい，と最後にまとめている。

　人間のこころの世界は，そう簡単に開いたり，ほどよい言語でうまく伝えあったり，いつも淀みなく流れるとは限らない。臨床心理の実習生には，好意や善意の気配りを超えた，粘り強い関心を育ててほしいと願う。

(2)　専門的な知識と患者像の理解

　実習生のＢ雄が，統合失調症について医学的な専門知識をきちんと調べ，整理して実習に臨んでいる（表 5-4）。疾患の概念理解は，臨床心理職に欠かせない基礎知識である。しかし，それだけでは病者の外枠理解に止まり，個人的な患者像に届かない。臨床の現場では「精神の病気のない人は体が楽なんですか」「精神の病気だから，私は体が苦しいんですよ」と訴えられて戸惑い，「なぜ，私はこの病気になったのですか」「何のバチがあたったのですか」という苦しい叫びの声を聞く。それに対して，専門的な知識だけでは応えられない。今病気を生きている，その人の体験に共鳴していくしかない。

　また，人は個別の生活史，家族とのつながりを持っており，その生活背景

表5-4　担当患者の疾患に関するレポート

学籍番号	U08002	氏　名	実習生B雄

【疾患名】　統合失調症
【概念】　主に青年期に発病し，慢性に経過し，末期には精神荒廃に至る予後不良の内因性の精神疾患とされていた。1970年頃から予後はさまざまであり……近年では，発病初期から適切な治療を受けていれば，ほとんど残遺を残さず寛解するものも増えている。
【疫学】　罹病危険率は一般人口の0.5〜1.0％とされている。破瓜型，緊張型，妄想型……
【症状】　認知，行動，さまざまな精神機能に障害が生じる。陽性症状として，妄想，幻覚……
【診断】　近年使用されている診断基準としては，ICD-10やDSMによるものがある……
【病因】　さまざまな仮説が立てられていて，病因は明らかになっておらず……
【治療】　抗精神病薬の投与が治療の中心となり……
【経過・予後】　近年では，抗精神病薬や治療の進歩により，精神崩壊に至る率が減少し……

表5-5　担当患者についてのまとめ（1）

学籍番号	U08002	氏　名	実習生B雄

【年齢・性別】　18歳　男性
【精神医学的診断名】　統合失調症
【主訴】　きちんと物の整理をしないと落ち着かない。体全体が気持ち悪い。父親が監視している（被害妄想），ガーガーとうるさい（幻聴）と訴える。
【現病歴】　高校2年のころ，学校で落ちつかなくなる。勉強に集中できなくなり，不登校となる。A高校を退学し，B高校に入学するが出席日数は足りない。夜間徘徊する。
【家族歴】　支配的で厳しい父親に恨みがある。その子育てに母親は抵抗を感じて，子どもたちの成長には一人不安を抱いてきた。しかし，父親の意見に従ってきたし，現在も自分で物事を決断できない。弟もおとなしい。母親とのみ話す。
【生活歴】　小さいころからおとなしい子どもで手がかからなかった。友達が声をかけてくれるのを待っている消極的なタイプだった。中学時代，父親の命令で柔道部に入ったがいじめられるようになり，学校が辛いものになっていた。趣味はプラモデル。
【既往歴】　幼少期，小児喘息。中学時代も病弱でよく風邪をひいていた。

が今の病気の姿に結びついている（表5-5）。臨床心理職は，病む箇所に治療のメスを入れて切除したり，有効な薬を投与したりする専門職ではない。経済生活を支援したり，社会適応の訓練をしたりすることも二次的な役務である。病気の経過や原因を説明することも本来の作業ではない。臨床心理の仕

事にとって一義的であるのは，病気の人に対する深い感性であり，尽きない
関心である。その力の育成には，適切な教育と指導の現場が果たす役割が大
きいと反省させられる。

●病者からの学び●

　妄想も幻聴もその内容を聞かされる体験は日常稀であり，精神科の病院実
習において初めて遭遇する実習生も多いと思われる。こころの深遠から噴出
してくる病理的な体験の世界は激しく，理解困難であり，さらについていけ
なくなると不快となり，こちらの世界に強引に引き戻したくもなる。実習生
のC子がレポートのなかで，「飲み込まれないように客観視するように意識
した」というのも了解できる（表5-6）。

　人間関係において，これほど内面からのメッセージを生でぶつけられる状
況は，インパクトがある。正常か異常かは抜きにして，人の不思議な深奥に
触れるような思いがする。そして，それに続く「別れ」の体験も重いもので
ある。C子はまた，患者さんと，生涯もう会うことのない現実を見据えなが
らの別れをしている（表5-6）。深く親密に関われば，その別れの傷が痛いの

表5-6　担当患者についてのまとめ (2)

学籍番号	U08003	氏　名	実習生C子

【現在の精神医学的症状】　20歳の女性，被害妄想（男が追いかけてくる），幻聴（男性
の声）

【現在の病棟の問題行動】　幻聴に対して，今までになく怒りの表情と汚い言葉遣いで何
度も言い返している。幻聴の内容は性的なものであると打ち明けられる。さらに中学時
代，男子に悪戯された様子を興奮して実演する。その後，私の性的体験についても露骨
な質問をしてくる。私は，生々しくて恐ろしくて不快感を覚えた。彼女に飲み込まれな
いように客観視するように意識した。

　（その翌週，実習最終日）幻聴，不調の訴えを繰り返し，すぐに横になる。彼女の体が
小さく孤独に見え，隣に座りに行く。背中をさすりながら言葉を交わさずに過ごす。
「寂しいね」「もう会えないね」「友達みたいだったのに」とポツリと言ってくる。いつも
一方的に人がいなくなっていた彼女は，私との別れてまた傷つくことになるのだ。「こ
れで最後だね」と手を振る彼女に，「ありがとう」と言い，握手して別れる。深く関わっ
てきた患者さんと別れる私も，初めて「辛さを分かちあって去る」という「別れ」が体
験できたと思う。

も当然である。このような貴重な体験を病者から与えられている。また，この場合，辛い体験から「逃げずに別れなさい」という指導ができたらよいだろうか。

(3)　実習生自己像の変化

　実習生のD雄は，精神科病院の実習体験後に，自己像に修正を加える（表5-7）。その他の自由記載も以下に紹介する。

- 焦りがあってその場に流されてしまう面があった。まず，聞くこと，見ること，率直に伝えることが大切だ。
- 自分の報告書は専門用語を使いすぎていた。報告書を受け取る方に理解されやすい書き方を練習していきたい。

表5-7　実習の総括

学籍番号	U08004	氏　名	実習生D雄

【実習目標の到達度に関する自己評価】　病棟でもデイケアでも，スタッフが要望や問題行動に対応して安定を目指しているように感じた。協力し合って病院全体が動いていると思った。また，気分がすぐれずに泣き続ける患者さんに対して，担当スタッフが忙しいなかでも声かけを何度も繰り返している場面を見た。医療的なケアだけでなく，患者さんの「こころの支え」にもなっている存在の大きさに気づかされた。そのなかで，自分にできることは何かと悩んだが，真剣に耳を傾けて聴くことで訴えている意味に近づけるのかもしれない。有益な情報が得られるのかもしれない。他のスタッフと協同して働く意義をもっと理解したい。

【実習を通じて学んだこと】　統合失調症者への印象が大きく変わった。妄想や幻聴は意味不明だと考えていたが，そこに込められている感情体験を聴くことができたら，統合失調症の人とも援助的なコミュニケーションが結べるかと感じた。病名は同じでも個々の違いがある。流されずに，考え込まずに，その場を考えて行動し，焦らずに素直な反応をしていくことも大切だと実感した。

【今後の課題】　統合失調症者に定期的な継続的な関係を持つことの効果を考えていきたい。

【実習指導者へのメッセージ】　厳しい指導で，不安や緊張の連続でしたが，真剣に聴くことと様子を観察することが必要だと教わりました。丁寧な言葉の扱いには驚きました。

- 突飛な妄想や幻聴が語られても，そこには何らかの大もとがある場合もある。相手の意味，水準，観点で関わることだ。
- 患者さんの感情に動揺してしまう。落ちついた客観的な目を持ちたい。
- 病院の建物や安静室や保護衣が患者さんを拘束していると同時に守っている，その両面に気づいた。
- 患者さんとの関わりのなかで，私が落ち着いて教える立場だと考えていたが，実際は患者さんにさまざまなことを教えられていたのだと実感させられた。

　長い年月，精神病院で働いているとどこか感覚麻痺してくる面がある。その隙間に実習生の新鮮な風が入り込んでくる。先輩と後輩が互いに学び合ううことは多い。

▶5 おわりに

　私が関わる精神病院では，実習の始めに「誓約書」を提出してもらうことになっている（表5-8）。約束事の基本である。個人情報の秘密を守秘することは心理職においてはとりわけ重要である。個人的な情報を提供していただ

表5-8　誓約書例

　　　　　　　　　　　　　　誓　約　書

　　　施設長：　　　　　　　　　殿
　指導臨床心理士：　　　　　　　殿

　私は，貴施設長および担当臨床心理士の指導のもと，臨床心理学に関する実習を受けさせていただきます。貴施設の諸規則を守り，かつ，実習期間中に知りえた業務上の秘密・個人情報に関しては，実習期間中および実習終了後においても一切守秘いたします。
　また，貴施設の実習生として不適切と判断される行為を行った場合には，実習を直ちに中止いたします。
　　　　　　所属：　　　　　　　氏名：　　　　　　　　　印

いて，初めて援助の仕事が始まる。誓約書を通して，信頼と倫理の重さを実習生にも伝えたいと思う。

本章の要点

1. 統合失調症など，重篤で入院期間も長い患者が多い。また，外来診療でも，パーソナリティ障害，適応障害，発達障害などの精神科領域の患者が多い。

2. 妄想，幻聴など，日常ではなかなかふれる機会の少ない，精神疾患特有の病理的な体験の世界に臨むことができる。

3. 長期入院の患者と関わるなかで，「別れ」の体験をする機会もある。

Summary Abstract

読んでおきたいブックリスト

一丸藤太郎・栗原和彦編（2005）．レクチャー心理臨床入門．創元社

（臨床心理学を学ぶ初心者にとって，特に有益であろうと思われるものを編纂しています。）

乾吉佑（2007）．医療心理学実践の手引き．金剛出版

（クライエントとの関係性や力動の理解に結びつく，心理臨床の事例検討が記されています。）

成田善弘監修，矢永由里子編（2001）．医療のなかの心理臨床――こころのケアとチーム医療．新曜社

（臨床心理士とともに仕事をされている，医療，保健，福祉や教育分野の専門家の意見を知り，臨床心理士の仕事を複眼的にとらえ直すことができます。）

鈴木伸一編著（2008）．医療心理学の新展開――チーム医療に活かす心理学の最前線．北大路書房

（医療システムにおいて，心理職が有効に機能するための，具体的な手がかりを学ぶことができます。）

第6章　実習病院と大学院との関係と臨床実習の検討

[橘　玲子]

 ## はじめに

　大学院の教員が，精神科実習をどのように位置づけて，何をお願いするかによって，病院と大学院とのやり取りが異なってくる。たとえば，できるだけ事例の担当を目指す実習先もあれば，心の病を抱える患者に出会うこと，心の病を知ることなど，観察よりも少し内容に踏み込む実習を目指すところもある。

　実習の目標は，実習期間や回数にも関連する。また，大学院の考える実習目標があっても，お願いする病院のシステムによって，実習内容や実習時間も変わってくるのが実状である。津川（2003）のまとめた臨床心理実習を見ても実習先，実習形態，その内容は多種多様である。

　ひるがえって，大学院の病院実習の理想を明らかにすることも実は難しい問題をはらんでおり，病院実習での目標を，病院の現状に合わせてどこに置くのかを検討するのが現実的であろう。たとえば，週1回病院に行き患者を担当して，心理職に指導を受けるとすれば，多様な心の病について知ることはできにくいし，病院の心理職の負担は大きくなる。短期間の集中実習であると，病について幅広く学べるが，表面的な理解になりかねない。いずれの形態であろうと，実習病院と大学院教育とが互いに補完し合って，精神科臨床の効果を目指すことになる。

　筆者の属していた大学院では，精神科実習の目標を心の病の実際を知り，わずかではあっても患者と接する経験をすることとしている。そのために，日本の精神科医療の中心である単科の精神科病院を，実習の場としている。

本稿は，ひとつの具体的実習例として，筆者の所属していた大学院の実習を紹介することにした。

　ここでは実習の目的，病院との関わり，実習記録と検討会について述べ，病院実習の効果と問題点について検討したい。

2 病院実習の目的——単科精神病院で心の病を学習する

　院生たちは，実習前に精神医学や倫理について講義を受け，さらに臨床心理センターでインテークの陪席，事例検討会に出ているので，心の病についてのおよその知的理解はある。しかし，当然のことながら，病を抱えている患者に出会うことは，知的理解とはまったく異なる次元である。

　われわれの病院実習の目指すところは，心理面接や心理査定という心理職の特化した技法ではなく，心の病そのものの理解を目指して，次のようにまとめることができる。

(1)　心の病についてありのままに見つめること。
(2)　病院という治療環境を知ること，他職種の理解。
(3)　急性期および慢性期の病像を知ること，薬物療法を知ること。
(4)　精神科医をはじめとする病院スタッフの，病への対応を学ぶこと。

　これらのことを満たすには，単科の精神科病院で，精神科医療の中心である統合失調症とうつ病を学習することになる。特に就職先が精神科医療ではない院生たちには，アセスメントの際に，心の病気の可能性を頭の隅に置いておくことが必要となるからである。たとえば，産業関係やスクールカウンセラー，個人で相談室を開くなどの心理職たちにとっては，ぜひとも精神科臨床を知っておかなければならないであろう。

3 **実習の形態と実習病院と大学院の関わり**

　実習病院と大学院の関わり，実習の形態について大まかな流れを，表6-1
にまとめてみた。

（1）　前期実習

　前期実習の形態は，院生が2つの班に分かれて5日間ずつ同じ病院に行
き，主に観察，院長や大学院の教員である精神科医の診察の陪席，PSW の

表 6-1　病院実習の流れ

3 月：院生の氏名と実習依頼を学長名で病院理事長に提出
3 月：**前期実習**；1 週間，5 名ずつ 2 班に分かれて単科精神病院 　　　　・責任者は大学院教員の精神科医と実習担当責任者 　　　　・オリエンテーション；実習病院の PSW 　　　　・実習報告書；実習病院と大学院教員に配布 　　　　・実習費支払い　礼状
4 月～5 月：実習担当責任者；各病院長への挨拶と実習日程の調整
8 月：大学院実習責任者と 2 つの単科精神病院と実習内容の検討 　　　　　　　　　　（市街地にある約 400 床）
9 月：大学院；オリエンテーション，全員 　　　　臨床病院；オリエンテーション，5 名一緒に 10 月中旬～12 月：**後期実習**；1 週間に 1 名ずつ 　　　　　　　　　・途中，実習責任者訪問，実習態度の報告などを受ける 　　　　　　　　　・実習報告書；実習責任者と検討会開催 　　　　　　　　　・実習先へ報告書の郵送と礼状
12 月：病院臨床心理士からの報告書
12 月末：学長からの礼状と実習費の支払い（大学教務）

インテーク面接陪席，理事長の講話，作業療法への参加，精神科病棟の見学
（今は病棟として使われていない古い病棟と新しい病棟）など，精神医療の
全体の流れを把握することである。

●実習のオリエンテーション●

　この病院は，教員である精神科医が長く臨床をしているところであって，
実習直前の大学でのオリエンテーションは，時間の厳守と服装や身だしなみ
について簡単に行う程度であった。病院でのオリエンテーションは，PSW
によってなされた。なお，病院の治療環境は，田園地帯で地域にとけ込んで
いる病院である。

　まず，PSW から病棟全体の案内を受ける。実習責任者も学生と一緒に病
棟を回る。学生たちは白衣を着て，名札を下げ，どういう立場の人間かが分
かるように病棟に入る。見学しながら，精神科医は各病棟の師長に院生を紹
介する。患者が直接質問することはなかったが遠巻きに見ており，そのこと
に院生たちは気づいたであろうか。なかにメモを取る院生がいて，熱心なの
は分かるが秘密の問題などを学んでいるはずなのに，身にはついていないこ
とが分かる。

●院生への注意事項●

　一緒に院生と回ると，教員もいくつかのことが見えてくる。病棟を回りな
がらのひそひそ話や笑い，教科書を持った院生はさすがにいなかったが，観
察する姿勢をあまりに露骨に出すのは患者に失礼なことである。注意事項を
院生に伝えることは，患者の秘密の厳守と人間としての姿勢が問われてくる
問題で，教員は単に注意事項として伝えるのではなく，臨床教育のチャンス
としてとらえなければならない。院生に講義や注意など言葉だけで伝えるの
は，本当に限界がある。

●院生への実地教育●

　たまたま急性期の幻覚妄想の患者が入院していて，静養室（昔の保護室）
に収容されており，院生たちは病の激しい症状に直面した。しかし興味深い
ことに，この事実をきちんと報告書に記す院生はなく，病院は明るかったと
か，作業療法の際に手伝えたこととか，精神科医の面接の仕方のうまさなど

に反応していた。

　驚きや怖さ，不気味さなどを，本音としては感じていたのであろうが，そして精神科医が臨床像をきちんと説明をしているはずなのであるが，院生には意識されないことが多々ある。教員が取り上げないと，せっかくの病の姿を受け止めることができないのではないかと考えられる。専門家として教員がきちんと対応すべきことのひとつである。

●現場だからこそ学べること●

　この実習では，PSW の仕事の大変さ，精神科医の仕事，スタッフ全員が患者のことを思う気持ちなどを，多くの院生は汲み取っている。治療環境が暗くはなく，人間的で温かいことを知って，障害についての自らの偏見に気づく院生もいた。やはり，こういうことは実習で体験してみなければ分からないことである。

　患者に１杯の水を頼まれたが，看護師に水の多飲症で（ときどき病棟では見かける），一定量より飲ませてはいけないことを教えられ，驚く院生もいた。臨床心理独自の仕事もあるが，医学的知識が少ない心理職は，病の事実を自覚し，医療従事者に確認しながら仕事をしなければならないこともある。

　理事長の講話で，地域のなかにとけ込んだ精神科病院のあり方を考えさせられたようだ。長年の精神科医療を実践している話からは，院生たちも感動をしていたようである。

●実習後●

　実習後には報告書が提出され（表6-2），実習先の理事長や教員に配布される。この内容は後期の実習に生かされることになる。

　ここでの大学院からの関わりは，実習責任者が初めに学生たちに同行し，理事長や院長に挨拶をしたが，後は精神科医にお任せをしている。ただ，精神科医の伝えたいことと院生の報告書の記載とは，必ずしも一致するわけではないので，大学院の教員である精神科医も一緒に何らかのかたちで全体検討会が必要であろう。

表6-2　前期病院実習の報告書

前期病院実習報告書

学籍番号・氏名

1．実習日　　　年　　月　　日〜　　月　　日

月日(曜日)　　時間　　実習内容
オリエンテーション，院内見学（古い病棟と新しい病棟） 外来作業療法，集団作業療法，検査の説明 外来診察陪席，病棟診察（大学院教員） PSW の仕事内容，書類作成の手伝い SST への参加

2．それぞれの参加したことへの観察や感想

3．全体的感想

(2) 後期実習

　後期実習は，実習先が前期の病院と異なり，市街地にある単科精神病院としてはかなり規模の大きな2つの施設である。両院とも独立したデイケア棟や作業療法室，体育館を備えている。療養型の病院ではなく，急性期治療から社会復帰まで行う病院であり，外来患者も多いところである。

　また，2つの病院は，医師や看護学生，福祉系学生から心理学部学生の実習指定病院でもあり，院生の臨床心理の実習を組むのは時間的に大変な苦労があった。

●実習前の病院との調整●

　実習内容は病院に在職している経験のある心理職（実際は，臨床心理業務を指導できる臨床心理士があたっている）と，話し合うことから始まる。研修医，看護系学生，福祉系学生，心理学部学生など，さまざまな実習生が多いので，臨床心理学専攻の大学院生数名をお願いするのは大変である。おそらくどこの大学院でも，実習先だけではなく，実習内容も苦労が多いのではないだろうか。

　我々のところでは，2週間続けて1人ずつとし，研修内容を決めてから院長の許可を得て，心理職から関連する部署（精神科医，PSW担当者，病棟看護師長，デイケア主任，リハビリ部門，外来部門，事務部長など，必要に応じて）に，お願いしてもらった。

　さらに，指導する心理職から一日の業務の報告と質疑応答，理解の程度など，たとえば，心理職の陪席（主として心理査定），多職種の関わり方，立場，臨床での姿勢などが話される。心理職からどんなにサポートされ，多くの人から病院実習が守られているかに気がつくように，多職種との連携が具体的な出来事を通して理解が進むように，大学院の教員は実習後の指導に活かしていく責任があろう。

　病院はさまざまな職種の方々がいるので，心理職の業務内容を理解してもらえることはなかなか難しい（患者からもそうであるが）。今後はもう少し理解が進むと思われるし，それに応えられる力をつけるような努力が心理職

に望まれる。

●実習の内容決定●

　5日間の実習内容は，心の病について理解を進めるという実習の目的に沿うように，まず院長の外来診察の陪席と，薬物療法の必要性，急性期の入院病棟の見学，必要ならばカルテ閲覧が可能なこと，デイケア観察と参加，心理テスト陪席，心理テスト（知能検査）の実施と所見を書くこと，PSW が行うインテーク面接の陪席，可能ならばインテーク面接の実際と精神科医の診察陪席（これは無理であったが）となった。

　実習内容への時間の配分は，2つの病院のスケジュールもあるので柔軟に行うこととなった。たとえば，一方の病院ではデイケアに時間配分が多くなるとか，作業療法などがその例である。

●現場実習にあたって●

　実際にこれらが決まるまで，大学院の教員と病院の心理職とのやり取りにかなり時間を費やしているが，そのなかで大学院の考え方も伝えることができたと思われる。

　院生は，前期実習と異なり初めて1人で実習に出かけるので，緊張と不安が強かった。しかし，院生にどんなに説明を行っても不安が解消するわけではないし，病院にうかがうときの不安体験はむしろ大切なのである。ただ，知能検査の訓練は実習前にしておくことを伝える。

(3)　実習前オリエンテーション

　これは，大学院と病院両者がそれぞれ行う。

　筆者が以前いた大学院で，初めてお願いする実習先への挨拶のときに，ある病院長が率直な感想として，実習を本当は引き受けたくないと述べておられた。理由としては病気や病院の事情もまったくわからないのに，病院の悪口を言われて非常に迷惑をしたことがあるとのことであった。

　現実の医療は，矛盾を抱えながらも精一杯職員が患者を思って仕事をしており，こういったなかで患者たちが生きていて，抱えられて守られているのである。数日間の実習に行っただけで，病院の持っている治療文化が簡単に

分かるわけではない。この言葉をうかがって，実習前のオリエンテーションの必要性を強く感じたことも事実であった。

●大学院でのオリエンテーション●

　まず，大学院で行うオリエンテーションは，大学の実習担当者が，実習に行くにあたっての目的，一般的注意事項，服装，秘密の厳守，勝手な判断はしないこと，迷ったら病院勤務者に相談し確認すること，院生には保険がかかっていること，およそのタイムスケジュールが各病院で決まっていること，知能検査などの検査の実施と結果の提出，実習記録を提出し，実習の翌週に実習担当教員と院生に発表すること，など実習に関わる事柄の概要を述べる。

　さらに院生には，病院のやり方に関して批判できる立場にはないこと，発表の場所では自由な発言は許されるが，それ以外の他の場所で軽々しく感想や批判は避けるように，という注意をする。

●病院でのオリエンテーション●

　病院のオリエンテーションは病院の心理職にお願いをし，実習が始まる前に，実習を受ける院生全員が病院を訪問する。ここで，実習の大まかなスケジュールと，院生が実習するセクションへの紹介や注意事項を受ける。たとえば，カルテの扱い方，デイケアにおける注意，患者から話しかけられたときの対応，個人情報についての注意事項（電話番号，メールの扱い，個人的なことを聞き出す，あるいは聞かれたときの対応），知能検査のスーパーヴィジョンなどである。

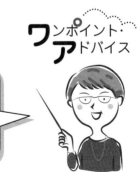

ワンポイント・アドバイス

自分が実習する病院の周囲の様子を，実際に歩いて把握しておきましょう。精神科病院のときは，コンビニの位置など患者さんが立ち寄りそうな場所は，特によく見ておきましょう。

（4）　実習中に大学院からの訪問

　実習が始まっての中頃，実習担当者が病院を訪問し，院生たちの実習態度についてのコメント，心理職の感想をうかがってくる。

●実習生の実態情報を得る●

　この際に，個々の院生の情報だけではなく，全体の特徴，たとえば院生の積極性の欠如，精神医学の知識の不足などが指摘される。また，知能検査のときに生じた患者の反応（検査の拒否や泣き出されることなど）が，実習報告書に記載されなかったことも知り得た。実習病院からの情報を考慮して，次の実習の報告会が開かれ，そこで生かされることになる。

　たまたま同級生が入院していて話しかけられたことから，カルテを見たいという希望があったと，病院の心理職から不興を買ったこともあった。本当に関心があるのでカルテを見たいというのならば分かるが，明らかに個人的興味であるという批判であった。この例のように，実際に巡回すると，細かな，しかし重要な情報が，実習担当の心理職から得られる。こういう観察は報告書から落とされていて，大学院の教員が臨床病院とコンタクトを取って初めて分かることであろう。

●院生への批判から学ぶ●

　病院の心理職は日常の業務のなかで院生に接するので，遅刻があったり，個人情報にふれたり，カルテの見方など，小さいこと（しかし本質的には非常に大切なこと）で不満や批判が生じてくる。大学院教員も，細やかな配慮を行ってこそ実習が成り立つことを理解をしておかなければならない。丸投げのお願いではまったく実習にはならない。

　そして，報告書に載らない一見些細なことが，院生の臨床活動の基本的な姿勢にふれるのである。大学院だけでは決して見えない教育の機会であることをあらためて知ることになる。個人攻撃ではなく，教育として生かすには難しい問題でもあるが，取り上げると，院生たちがこのようなことを教えてもらうと勉強になると言って，指摘を受けた院生を支えるような動きも出てきたことがあった。教員も，真摯にごまかさないで取り上げるべきであろう。

(5)　実習記録と実習の検討会

　実習の報告会は，実習に出ている院生は欠席となるが，それ以外の院生たちと実習担当教員2名が行う。2つの病院のうち，A病院の後期実習報告書の例を表6-3に挙げておく。実際には2つの病院の特徴もあり，特にデイケアで院生たちが確認をし合っていた。

●実習の検討会●

　前期実習で患者には接してはいるが，実際に知能検査をしてみると，大学の臨床心理センターにおけるクライエントとは異なること，デイケアで共に活動したり，妄想の患者からずっと話しかけられたり，たくさんの職種の異なる職員が関わり参加している様子に気がついたり，他職種とチームを組む際の心理職として必要なこと，患者との距離など，が記載されている。

　看護学生との違いを感じたり，PSWの仕事ぶり，作業療法士の仕事ぶりなど，心理職とは仕事の内容が異なることにも気がつき始めた。また，心理職ではない他の職種に注意を受け，それを契機に自分の障害観まで問う学生も現れた。教員が指摘することとは異なる体験であったようだ。

　実習の検討会では，実習が終わった院生は自分の体験をさらに理解し，まだ行かない院生はリアルタイムでの仲間の報告に関心が高まるようであった。

●実習報告書での検討●

　実習検討会で出される報告書はA4判の用紙で2，3枚提出し，院生と2名の実習担当教員で検討していく。併せて知能検査の資料と所見，なかにはロールシャッハを実施した学生もいて，心理検査の所見の書き方も検討された。また検討会では，同じ病院なのに，目の付け所や考えることなどが一人ひとり違うことで，お互いの学習を補うことができているようであった。

　病の精神病理，特に心理的，物理的距離の問題とか，何事もなく表面的には静かに暮らす統合失調症の患者の一言で，深い孤独にふれたこと，明るさや優しさの背景にあったさまざまな異常体験（カルテの閲覧），外来診療での幻聴がある患者への精神科医の対応など，深い感銘を持って記述する院生

表6-3　後期病院実習の報告書（A病院）

病院実習報告書

学籍番号　氏名

1．実習日時

2．実習内容

	午　前	午　後
月曜日	心理検査の説明	WAIS-Ⅲの陪席　集計
火曜日	デイケア（音楽ベル・卓球）	デイケア（トランプ），MEDE の練習
水曜日	院長外来診察陪席	入院作業療法参加，TPI 実施
木曜日	デイケア（スポーツ）カルテ閲覧	デイケア（トランプ），MEDE，BGT 実施
金曜日	院長外来診察陪席	カルテ閲覧，各心理検査の解釈指導

3．実習内容と観察記録・考察
〈院長診察陪席〉

〈心理検査の陪席と実施〉

〈作業療法〉

〈入院作業療法〉

〈まとめ〉
　　1）臨床心理士から指導を受けたこと
　　2）他職種から指導を受けたこと

※（以上はA4判の用紙3枚以内に収める）

4．病院臨床心理士からの報告

も出てきている。たとえ5日間でも，統合失調症の患者にふれたり，さらにうつ病の理解の難しさにもふれた院生もいた。

　検討会を実施してみて，ただ実習記録や実習報告書の提出だけでは，精神科実習で得る実践を体験化できないのではないかと強く感じたことであった。大学院教員の仕事も重要であることを，改めて指摘しておきたい。

4 おわりに

　筆者の関わった大学院の実習体験の効用と問題点は，以下のように指摘できる。

(1) 2回にわたって5日間ずつの単科精神病院実習は，半年の期間に院生の成長が見られること，院生も自覚できること。

(2) 病についての理解は，教員自身が病に直面できるように院生を触発する必要があること。院生にとっては，病という深い心の闇を知りたくないのかもしれない。

(3) 実習記録には必ずしもリアルな体験が報告されず，心理職の方からの具体的事柄の報告，あるいは報告書の行間から推測する事柄を教員は活用しなければならない。書かれていないところに，精神科臨床の根本的問題があるからである。

(4) 病に関する感受性や観察力，臨床センスは，臨床病院の実状よりも院生個人の問題と関わること。義務ではなく動機づけが大切である。

(5) 病院という枠で守られて実習するので，危機介入を必要とする事態はそう多くはない。しかし，自傷や他害をする患者は皆無ではない。発見したらまず職員に連絡し，邪魔にならないように手伝うことである。病院で担当した心理職に話をすることも忘れてはならない。

(6) 大学院の教員からの積極的なコンタクトを，心理職の方ととる必要がある。心理職と大学院教員は密接な交流を行って，その情報を検討会に生かす。臨床心理教育にとって基本的な問題がそこにあるからである。

今後，病院の心理職の方を非常勤講師として授業に参加してもらうことを検討している。

本章の要点

1. 大学教員は実習先と信頼関係を構築する。
2. 大学教員は院生を病院に丸投げしない。
3. 実習の報告書や，それを用いての実習検討会を積極的に活用する。
4. 検討会は実習目標を院生に定着化させる。

Summary Abstract

引用文献

津川律子（2003）．現場研修．下山晴彦編集　臨床心理実習論　臨床心理学全書4．誠信書房

読んでおきたいブックリスト

鑪幹八郎・滝口俊子編著（2001）．スーパーヴィジョンを考える．誠信書房
（安心できる関係のなかで，自らの臨床体験を理解できるでしょう。）

渡辺雄三・総田純次編（2007）．臨床心理学にとっての精神科臨床—臨床の現場から学ぶ．人文書院
（精神科病院臨床にひたむきに進んでいた「熱い」先達たちの姿が彷彿とされます。悪条件のもとで悪戦苦闘する姿を知ってほしいと思います。）

山中康裕編（1993）．分裂病と生きる（加藤，牧原，神田橋鼎談）．金剛出版
（加藤清先生が分裂病者とどのような生き方をされたのか，的を外さずに，しかも飄々と語っていて，興味が尽きない内容の書籍です。）

COLUMN 2
医療の場で実習するときに心得ていたいこと

［向笠章子］

1．身だしなみ

　現在は，大学病院などの大規模病院は，「患者さま」や「○○さま」という言い方になった。この傾向はクリニックでも同様の変化である。医師をはじめとする医療スタッフの，"診てやるぞ"的な姿勢があるかのような誤解を避けるための，ひとつの方向性と思う。

　精神科に限らず医療現場で実習することは，ことばや身だしなみに注意を払う必要がある。当たり前のことだが，極端に華美な格好は避けるべきであるし，清潔な衣類と私服であれば良いが，露出の多い服は避けるべきである。香水や柔軟剤，シャンプーなどで香りの強いものは避けるべきである。そして，爪は伸びていないことである。また，大学病院をはじめとして，感染症対策で指輪や腕時計も禁止にしている。

2．病気を知る

　病院実習で必要な精神科等の病気を理解するには，その現在の心理教育のカリキュラム内容は充分とは言いがたい。そのために，精神科の病気は自分で勉強しなければならない。精神科に関する専門書も，知識を学ぶこととして読むことが求められると思っている。

　人は身体を病むこともあれば，同時に精神も病むことが起こるのである。そのようなことは，人が"生活"を営むときに決して珍しいことではなく，"病む"ことは起こるのだ。精神科に入院している人たちは，病気の症状のために社会生活を営むことが難しくなり，そのために入院しているのであって，人格そのものがおかしくなっているのではない。症状の出現によって，苦しめられている人たちである。

　現場の心理職の人は，医師から患者の病気の症状やその心性を理解した，臨床的に活用できる鑑別診断に有効な心理アセスメントを要求されている。実習生は実習先の患者の病気で分からないことは，自分から質問して教えてもらう

という姿勢が大切であり，担当する患者がいれば，その投薬する薬物の種類や効能は勉強してほしい。

3．精神科

　以前勤務していた精神科デイケアで，統合失調症の方が参加していた。その人はデイケア参加には，日が浅く症状が安定していない状態であった。その人がある日，デイケアの途中から突然いなくなった。スタッフが建物中を探し回り，屋上から外まで探し回った。どこにもいない。たまたま，外は台風が接近していて，強い風と雨が降り始めていた。スタッフたちは嫌な予感がして，再度探す場所をそれぞれ分担して探した。ある者は階段を駆け上って1階ずつ見て回り，またある者は近くの川まで足を伸ばして，橋の下を見るという探し方だった。幸いに発見できたが，興奮状態のために医師と看護師数人がかりで囲んで再入院になった。

　精神科デイケアでは，このようなことはあまり起こらない。しかし，起こることがないということではない。デイケアではプログラムのなかに運動を行うので，運動靴が必要であるが，精神科ではときに不測の事態が起こる。そのようなことも考えると，服装は人に不快な気分にさせなければよいが，靴は運動靴か，かかとのない平靴が望ましい。動きやすいということは大切である。さらに，病院というのは床が固く，ハイヒールや革靴は歩くとコツコツと音がする。これは，入院患者には耳障りな音だということを知っておいてほしい。

4．穏やかな時間

　私はデイケアの開設スタッフで，非常勤時代を含めると26年ほど通所するデイケアのメンバーの方々と毎週一緒に過ごしていたが，開設した当初は料理を教えていた。目玉焼きを作ったり，魚を焼いたり，カレーなど簡単な料理を，ひとり暮らしになってもできるようにという目的で，ボードにレシピを書きながらみんなと料理を作っていた。

　妊娠中も働いていたが，通所者の人たちは，だんだん体が重くなる私を気遣って椅子に座るように声をかけ，重い道具を持とうとする私に代わって道具を運ぶなど，とても世話になってしまい，どちらが病人か分からないような感じであった。しかし，彼らの気の配り方は実にさりげなく優しいのである。実は私自身が，弱者に優しい人たちと過ごしていたのである。

第Ⅲ部　精神科実習を終えて

第7章　大学病院精神科での実習を終えて

［酒井佳永］

 はじめに

（1）　実習生時代のこと
●実習三昧の日々●

　私事であるが，私は大学院に在学中の一時期，3 つの病院で同時に学外実習を行っていたことがある。大学院に進学したばかりの頃，自分が将来心理職として仕事をしていけるのだろうかという不安が強く，「とにかく実習に行って臨床現場を知り，技能を身につけなければ」と焦っていた。

　さらに，修士 1 年で最初にお世話になった実習先の病院で，常勤の心理職の先生や，前年度から実習を行っていた先輩と自分とを比べて，「自分は何もできない，自分はなんてダメなのだろう，早く実力をつけなければ」と，ますます焦ってしまった。

　そこで，研究室の OB の先生に頼みこんで，別の実習に行かせていただくようになったが，そこでも焦りを感じ……というように実習先が増えていった。学校での授業は最低限しかとらず，毎日のように病院での実習をさせていただいていた。

●消化不良気味だった実習●

　その当時は充実した日々を送っているつもりだったが，今振り返ってみれば，焦りから空回りしていただけなのだということが分かる。

　それぞれの実習先でさまざまな心理職の先生や精神科医の先生に出会い，非常にたくさんのことを教えていただいた。しかし，学んだことを自分が理解し，吸収できていたのかには大いに疑問が残る。基礎となる勉強が足り

ず，自分のキャパシティを超えるスケジュールのために，常に精神的な余裕がなかったためである。当時は，「現場の実習に出れば，心理職としての技能が身につくはず」と漠然と思うばかりであり，実習で自分が何を学び，学んだことがこれからの臨床にどのように役立つのかというイメージが持てていなかったため，本来，実習先で学べていたはずのことをずいぶん見落としていたように思う。

(2)　実習経験を生かすために

その後，大学病院に勤務し，大学院生の実習を受け入れる側となった。立場が変わってみると，以前の私のように「実習で何を学び，どのようにその後の臨床に結びつけるか」というイメージが持てず，焦りや不安を感じている人が実は多いのではないかと思うようになった。

本稿では，不安と焦りのために人一倍たくさんの病院で精神科実習を行っていた大学院生時代の経験と反省，そして大学病院で実習生を引き受ける立場となった経験をふまえ，①大学病院および総合病院精神科での精神科実習におけるさまざまな経験が，その後の臨床でどのように生きてくるのか，②実習の経験をより生かすために，どのようなことに留意すべきであるのか，③精神科実習中に実習の補助として，そして実習後にすると良い学習について，述べていきたい。なお，精神科実習に出る前に行っておくべき学習については，津川（2003）が詳しく述べているため，これを参照されたい。

２　大学病院での実習の特徴と意義

大学院修士課程に在籍中，私はA大学病院，B総合病院精神科，C総合病院精神科の３つの病院で実習させていただいた。ここでは，大学病院での実習経験を中心に，実習の特徴および気をつけなければならない点について述べていきたい。

（1）　大学病院の特徴

　大学病院の最大の特徴は，臨床，研究，教育の３つの役割を担っていることである。

　臨床心理実習生にとって最もありがたいことは，大学病院ではベッドサイドラーニング（BSL）の医学生や研修医の教育を日常的に行っているため，さまざまな教育の機会に恵まれることだろう。外来陪席の場で，回診後のミーティングで，ケースカンファレンスで，指導する医師はベッドサイドラーニング中の医学生にも分かるように，丁寧で平易な症例についての解説をする。これは臨床心理実習生にとって，精神医学の基礎を学ぶのにまたとない機会である。指導医が学生に教えている場面に居合わすことができたならば，ぼんやりして聞き逃さないよう，注意して耳を傾けるべきだろう。

　また，医学生や研修医を対象とした教育を日常的に行っているため，大学病院の医師は教育的な指導に長けている。自ら学ぶ姿勢を見せれば丁寧に教えてくれる医師も多い（もちろん医師は非常に忙しいため，自分で調べればすぐに分かることを，調べることもせずに次から次へと質問するような姿勢は論外である）。

　大学病院では，臨床業務が終わった夕方以降に，OBや外部からの講師を招いての勉強会などが開かれていることも多い。もしもこうした勉強会への参加ができれば，非常に勉強になることは間違いないだろう。

（2）　外来陪席
●外来陪席の意義●

　津川（2003）によれば，面接・診察場面の陪席は，およそ68.8％の実習で行われている。このうち，医師による診察場面の陪席がどの程度であるかは不明であるが，診察場面の陪席は比較的多く行われていることが分かる。

　■再診患者の陪席──心理職の精神科実習における外来陪席の意義は，さまざまな精神疾患をもつたくさんのケースに出会うことができるという点だろう。ただし，初診や特別な事情がある場合を除き，精神科外来における医

師の診察時間は5分前後であることが多い。再診時に，これまでの経過がくわしく語られることはあまりなく，症状が安定されている患者さんについては，目に見える症状もほとんどないことも多い。そのため，初めて精神科外来における陪席をさせていただいたときには，ほとんどの患者さんの病名も，主訴も分からず，患者さんと主治医との間で交わされる会話についていくこともできず，戸惑うことも多かった。しかし，継続的に陪席をさせていただくことによって，数カ月にわたる治療経過に伴って患者さんが変化していく様子を見ることができた。

　実習生が診察に陪席することは，たとえ陪席を許可してくださっているとしても，患者さんにとって快いものではなく，負担となってしまっている可能性があることには留意が必要である。陪席を許可していただいても，できるだけ目立たないように静かに陪席をさせていただくこと，さらに心理職の育成のために陪席を許可してくださった患者さんの厚意に応えるためにも，できるだけ多くを学ぼうとする姿勢が大切だと考えている。

　■初診患者の陪席——一方，初診ではどのような症状が，どのようなことを契機に，どのように現れ，なぜ来院に至ったのか，ということが丁寧に語られることが多い。主治医がどのように情報を収集し，その情報を元にどのように診断を下し，どのような介入を行うのかという一連の流れを見ることができるので，より学習しやすいだろう。

　津川・北島（2005）も，心理職の新人教育において医療全体の流れを把握

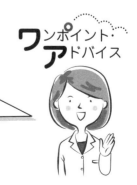

精神科外来には，初診・再診の患者さんが多数来院します。再診の患者さんだと経緯がわかりにくいのですが，初診の患者さんは来院理由から始まるので，その後の治療や経過が時系列で分かり，学習するチャンスですよ。

ワンポイント・アドバイス

することの重要性を述べているが，外来陪席によって，外来医療の流れを理解することが可能だろう。初診の陪席をする機会があったら，患者さんの表情や行動をしっかりと観察して記憶にとどめ，次回来院時までにどのような変化が生じるかについて経時的に把握することが望ましい。

　心理職として精神科で働くようになると，心理職がケースと関わるようになるのは，薬物療法によって症状が安定した後であることが多い。初診時の最も症状の重い状態が，薬物療法によってどのような経過をたどるかということを観察できるのは，実習中ならではの機会である。

●外来陪席に役立つ補助的な学習●

　外来陪席に臨むにあたり役立つのは，さまざまな精神科的疾患の診断と主症状についての学習をしておくことである。まずは精神科で現在最も広く使われている診断分類である『DSM-5 精神疾患の診断・統計マニュアル』と『ICD-10 精神および行動の障害——臨床記述と診断のガイドライン』*注を読んでみよう。この 2 冊は，精神科医局や大学の研究室には必ず置いてあるため，許可が得られたら読ませてもらうとよいだろう。

　■ DSM-5——DSM-5 のマニュアルは非常に重く，また高価であるため，個人での購入や携帯は難しい。そこで，携帯用としては診断基準のみを抜粋したポケット版が便利である。実習ではポケット版を持ち歩き，気になった症例の診断や症状を，休けい時間などを利用してこまめにチェックする。その後医局や研究室に戻ってから，ポケット版には記載されていない詳細な疾患の説明を標準版のマニュアルで熟読すれば，精神疾患の症候学の基本を学ぶことができるだろう。

　このように，現在広く使われている診断分類に基づいた精神疾患の症候学を学び，そのうえで実際にその疾患をもった患者さんを陪席で実際に観察することで，目の前で行われている診察の意味や意図がより分かりやすくなる

注：2022 年に，世界保健機関（WHO）の国際疾病分類第 11 版（ICD-11）が発効された。2022 年 5 月現在，日本語への翻訳作業が行われており，日本における切り替えの時期は発表されていないが，近い将来，日本においても ICD-11 が導入され，ICD-11 のガイドラインが出版されるだろう。

のである。また，精神科臨床に関する基本的な知識を身につけるためには，
『精神科ポケット辞典』が役立った。

　■処方薬への知識——同様に，精神科薬物療法についての知識を身につけ
ておくことも，陪席での学習をより充実したものにするだろう。よく使われ
る抗精神病薬，抗うつ薬，抗不安薬，気分調整薬などについて，薬品名と商
品名についての知識を身につけることができれば，医師がどのような症状を
把握し，それに基づいてどのような診断をし，どのような処方をしているの
か，という治療の流れの一端を理解することができる。精神科薬物療法につ
いての書籍は数多くあるが，私が実習先で勧められて購入したものは，『こ
ころの治療薬ハンドブック』であった。また，『今日の治療薬』も医局に必ず
置いてあり，毎年改訂されて新薬についての解説も更新されているため，利
用しやすいだろう。

●臨床現場へ出てから●

　外来陪席は，臨床現場に出てから役に立つことが多い。短時間ずつでは
あっても，同じ患者を初診から継続的に観察することにより，うつ病，統合
失調症，不安障害といった主な精神科疾患では症状悪化時にはどのような症
状が現れ，そのような治療により，どのように症状が改善していくか，とい
う精神疾患の経過をイメージできるようになる。

　■典型例を知っておく——典型的で重症の症状を観察しておくことは，その
精神疾患を理解することに非常に役立つため，軽症のより典型的ではない症
状を呈する患者さんの症状の理解にも役立つだろう。また，重症のケースが
改善していく経過を観察することで，重い症状に悩まされている患者さんが
改善したときのイメージを持てるようになることも，外来陪席の重要な利点
だろう。

　■大学予備校での例——スクールカウンセラーなど，病院臨床とは異なる臨
床心理実践の場を選ぶ学生にとっても，精神科的疾患を理解しておくことは
とても有用である。私は大学受験予備校でのカウンセラーの経験が10年間
あるが，予備校でのカウンセリングに，外来陪席の経験は非常に役に立った。

　大学受験予備校のカウンセリング室には，受験や対人関係についての悩み

を相談したいという学生，勉強に対する意欲や集中力の低下を訴える学生，不眠や不安を訴える学生，他の学生から嫌がらせを受けていると訴える学生まで，さまざまな主訴を抱えた学生が訪れ，その病態水準もさまざまである。そのため，カウンセリング室を訪れた学生については，まずカウンセリングを主体に介入することが妥当なのか，それとも精神科医師に紹介，受診してもらい，薬物療法を検討してもらうことが必要であるのかを判断することが求められる。

　特に，大学受験予備校生は統合失調症の好発年齢であり，統合失調症の発症後の治療開始の遅れは，予後に影響を及ぼすことが研究で明らかにされていることを考慮すると，予備校での見立てが非常に重要になってくる。このとき，外来陪席経験のなかで精神科疾患の症状，診断，治療を学んだことが，見立てに非常に役立った。

　■精神科へリファーするとき──また，学生に精神科受診の必要性を説明し，精神科に紹介する際，初めて精神科外来を受診する学生がどのような体験をするかということをあらかじめ予測し，説明することもできる。そのため学生が実際に受診する際に，過剰な期待を抱いてしまったり，必要以上の不安を抱いてしまったりすることを避けることができるのである。

　さらに医療機関の治療内容を理解できていれば，自分が治療のなかでどのような役割をとることが可能かを考えることができるため，医療機関との連携を取りやすくなるだろう。

　将来，スクールカウンセラーなど，医療以外の臨床実践の場で活躍しようと思っている院生にこそ，大学院在学中の精神科実習で多くを吸収してもらいたいものである。

(3)　インテーク（予診）実習
●インテーク実習の意義●

　インテーク実習では，実習生が自分で初診患者と面接を行い，限られた時間で必要な情報を収集し，情報をまとめて初診医にプレゼンテーションをする。多くの場合，続いて行われる主治医による初診にも陪席させてもらえる

ため，予診をとった患者さんがどのように診断され，どのような治療的介入が行われるのかを知ることができる。さらに，外来陪席ができれば，その後の経過を観察することができ，外来における医療の流れを明確にイメージできるようになるため，非常に効果的な学習となる。

　インテーク実習はとても有用な実習であるが，患者さんと一対一の対応をすることになるため，すべての実習先で，すべての研修生が，研修当初から行わせてもらえるものではない。患者さんにとっては，自分は実習生ではなく，病院を受診して初めて出会うスタッフだという意識を強く持って臨む必要があり，きちんと準備を行っておく必要がある。

●インテーク実習に有用な学習●

　■**先輩のインテークの陪席**──インテーク実習に入る前の準備として役立ったのは，同じ病院ですでに実習を行っていた研究室の先輩がインテークをとる場面に，数回陪席をしたことである。患者さんを診察室に招き入れ，まずどのような言葉をかけるのか，どこからどのように聞き始めるのか，観察すべき点は何か，カルテにはどのようにまとめたらよいかなど，最初は分からないことづくしであるが，陪席を通じて徐々にイメージがつかめてくる。また，先輩に勧められて読んだ『精神科における予診・初診・初期治療』は非常に役に立った（2007年に改訂版が出ている）。

　■**自分のインテークへの同席**──その後，自分がインテークを行う場面に先輩に同席していただき，気づいた点を指摘してもらった。先輩の前でインテークをとるのは非常に緊張することだが，本当に困ったときには先輩が助

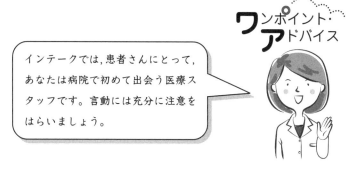

ワンポイント・アドバイス

インテークでは，患者さんにとって，あなたは病院で初めて出会う医療スタッフです。言動には充分に注意をはらいましょう。

けてくれるだろうという安心感もある。また，自分では気づかないうちに必要のないコメントを言ってしまったり，重要な点を聞き洩らしていたりすることを，第三者の視点で指摘してもらえる機会は実習中ならではのもので，ありがたかった。

　■実習生同士での検討会——インテーク実習を始めてからは，実習生同士でインテークのケース検討会を行っていた。そこで，自分のインテークを発表し，他の実習生からの質問や意見をもらうことで，ケースについての新しい視点が得られたり，情報の聴取が不十分なところが理解できたりすることもあった。また，他の実習生がとったインテーク内容を聞くことで，よりたくさんのケースを経験できるという利点もあったように思う。

●臨床現場へ出てからの応用●

　インテークと初診への陪席で培った経験は，医療機関ではもちろん，医療機関以外の臨床現場での初回面接を行ううえでも非常に役立った。

　■効率よく情報をまとめる——限られた面接時間で，初めて訪れたクライエントが抱えている問題や，クライエントを取り巻く環境，クライエントのポジティブな資質などを総合的にアセスメントし，その後の関わり方を決めていくという過程は，どの臨床現場でも共通するものであろう。インテークで得られた情報を，限られた時間でカルテにまとめて，初診医にプレゼンテーションすることを繰り返すなかで，面接を組み立てて効率よく情報を集め，まとめていく技術が身についていく。

　大学院生時代は，インテーク実習による情報収集の技術の向上に力を入れていた。初診医の先生が患者さんにする質問のなかに，インテークで聞いていなかったことがあったときには，「次回は決して聞き洩らさないようにしよう」とメモをした。こうした実習を続けているうちに，「短い時間でずいぶんたくさんの情報を集められているね」と初診医の先生に声をかけられ，「自分はずいぶんと面接技術が上達したものだ」などと考えてうれしくなったこともあった。

　■患者が不安を語ることができるインテークとは——しかし，今振り返ってみると，インテーク実習には「いかに効率よく情報を集めて上手にまとめら

れるか」といった技術の獲得よりも，もっと重要な意味があったと思う。それは，医療機関や相談機関を訪れる患者さんの不安と期待にきちんと向き合い，耳を傾けるという姿勢である。「自分がいかに効率よく，短時間で情報を集められるか」ということに執心し，相談に来た患者さんの話をきちんと「聴く」ことに注意が向けられていなかったら，患者さんは初診の場で安心して「語る」ことができない。

　そのため，「自分が上手に情報収集をすること」に注意が向いていた時期，患者さんがインテークでは話していなかったことを，初診医との面接で初めて明らかにすることが多かったように思う。ときに，インテークでは真の来診理由さえ語られないこともあった。私の前では語られないことが，初診医の前で語られる場面，そして初診医の一言で患者さんがふと涙を流したり，ほっとした様子を見せたりする場面に陪席するなかで，自分の面接と初診医の面接の何が違うのだろうとずいぶん考えた。

　■**聴くことの重要性**──こうした経験から，患者さんの話を真に聴くこと，そして患者さんの不安を和らげ期待を受け止める言語的，非言語的な関わりを学んだように思う。津川（2003）は臨床心理士の基本中の基本である「聴く」訓練の重要性を述べている。インテーク実習は，クライエントの話を聴く力がついているかどうかを知ることのできる機会でもあり，また聴くことの訓練でもあるのだろう。

　効率的な情報収集をする一方で，初診患者の期待と不安にきちんと向き合って聴くことの訓練は，病院臨床に限らず教育の臨床現場でも生きてくる。たとえば，大学受験予備校のカウンセリング室では，初回面接で教務職員との連携の仕方，面接の継続の必要性の有無，医療機関紹介の必要性の有無などを含めた，方針を決定するための情報を収集しなければならない。一方で，「この学生はなぜ，どのような気持ちで，何を期待してここカウンセリング室を訪れたのか」という学生の期待と不安に配慮しながら，学生の話を聴くことが必要となる。

　相談しようと決めて相談に訪れるまで，クライエントのなかにはさまざまな葛藤がある。それは医療においても教育においても同じである。相談に訪

れた患者さんの葛藤を理解し，きちんと相手の話を聴くことができるようになることは，すべての臨床現場におけるクライエントとの初回面接において重要なのではないか。

(4)　心理検査実習
●心理検査実習の意義●

　■独占分野である臨床心理的アセスメント──心理職として医療保健領域で仕事をする際には，心理アセスメントの技術を身につけていることが大きなメリットとなる。心理職の仕事内容は，精神科医，精神保健福祉士，看護師，作業療法士の仕事と重なり合う部分が多い。しかし，心理職の仕事を，個人心理療法，集団療法，リハビリテーション，臨床心理的アセスメントと大きく四領域に分類したとき，臨床心理的アセスメントは，心理職が最もその独自性を発揮できる領域だと言える。特に心理検査を用いた臨床心理的アセスメントは，心理職がほぼ独占的に行ってきたといっても過言ではない。

　また臨床心理的アセスメントについては，この分野で活躍してきた心理職たちが多くの研究を重ねてきたという経緯があり，そのおかげで，精神科医療のなかでも診断や治療方針の決定に役立つことが知られている。

　■いかなる分野でも必要となる臨床心理的アセスメント──一方で，教育など医療以外での活動を目指す学生にとっても，心理検査法を学ぶことは決して無駄にはならない。心理検査は，本人との面接，観察，家族との面接，その他のさまざまな情報を用いて行う，広い意味での臨床心理学的アセスメントのひとつである。医療領域に限らず，すべての心理臨床の過程は，臨床心理学的アセスメントを行い，これに基づいて介入を行い，再評価することにより成り立っている。心理検査法を学ぶことは，臨床心理学的アセスメントを行ううえで重要な，さまざまな視点を提供する。

●心理検査実習を行ううえでの補助的な学習●

　インテークと同じく，心理検査は患者と一対一で関わるものであり，実習生が患者を対象として実際に検査施行できるようになるまでには，多くの練習と陪席が必要である。私の場合は，家族や研究室の後輩を練習台に心理検

査の施行の練習を行い，これと並行して，長いあいだＡ大学病院で心理職が行う心理検査の陪席についた。さらに，実習機関内で行われていた心理検査のケース検討に参加した。

　■**心理検査の手続きに慣れる**——家族や後輩を対象にした練習は，とにかく心理検査の手続きに慣れることを目指した。患者を対象に心理検査を実施する際に，教示や手続きに戸惑いがあると，患者の行動や表情に目を配る余裕がなくなってしまう。健常者を相手にした練習を重ねて教示や手続きにかなり慣れてきても，患者を前にすると緊張して余裕がなくなるものである。患者に施行するまでに，教示や手続きを一通り頭に入れ，マニュアルを見なくてもスムーズに施行できるようにしておきたいものである。

　■**患者とのラポールの築き方**——また，経験のある臨床心理士の心理検査の陪席についた経験は，実際に患者に検査を行ううえでとても役に立った。検査マニュアルには，定型的な検査についての教示しか載っていない。しかし実際には，マニュアルに載っている教示を読み上げるだけでは，検査は始まらない。経験豊かな検査者が初めて顔を合わせる患者に，当日の調子を問い，検査への不安や期待を問い，検査の目的や内容を説明しながら，いかにラポールを築いているか。こうしたことはマニュアルには載っておらず，心理検査への陪席を通してはじめて知ることができるのである。

　■**報告書の書き方やフィードバック方法の検討**——さらに，病院内での心理検

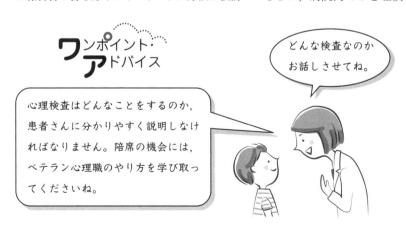

ワンポイント・アドバイス

どんな検査なのか
お話しさせてね。

心理検査はどんなことをするのか，
患者さんに分かりやすく説明しなけ
ればなりません。陪席の機会には，
ベテラン心理職のやり方を学び取っ
てくださいね。

査のケース検討会では，被検者の検査当日の様子，心理検査の反応，検査についての本人の感想やコメントに加え，生育歴，病歴，主訴などを考慮して，総合的に結果を解釈する過程を理解することができた。また，心理検査の結果を，主治医と被検者本人に対するレポートやフィードバックの書式や方法を見せていただいたことも，自分が検査を行ううえでとても役立ったと思う。

（5）　病棟活動や作業療法への参加

　私はA病院，B病院では病棟レクリエーションに参加し，C病院では作業療法に参加した。病棟レクリエーションでは，風船バレーや卓球といったスポーツ，革細工などの手芸，パズルなどの種目に参加した。作業療法では，革細工を主に行っていた。

●参加の意義●

　病棟レクリエーションや作業療法に参加した経験は，今振り返ってみると，とても貴重なものだったということが分かる。しかし，実習を始めた初期の頃は，なぜこれが心理職としての研修に役立つのかが分からず，他の実習内容と比較して最も苦手な実習課題であった。

　今思えば，それだけ苦手なのだから克服すべき課題があったと考えるのが妥当だろう。しかし当時は，「自分は心理職として未熟で何もできないから，このような実習しかさせてもらえないのだろう。もっと心理職としての技術を身につけなければならない」などと考え，心理検査や心理療法の講習会に熱心に参加していた。

●病棟レクリエーションへの参加●

　初めてB病院でスポーツに参加したとき，その場でどのような役割をとってよいのか分からず，とまどうことが多かった。

　「スポーツを楽しむべきなのか，そうではないのか」

　「しかし，楽しそうに見せなければならないだろう」

　「患者さんに話しかけなければ，ちゃんと観察しなければ」

　「でも何を話しかけたらいいのだろう，何を観察したらいいのだろう」

「こうやって戸惑っているのを悟られてはならない，恥ずかしい」
など，心の中は葛藤で一杯であるのに，平静を装おうとして一生懸命だった
記憶が残っている。結局，B 病院での病棟レクリエーションへの参加は，苦
手なまま半年間で終わってしまった。

●作業療法への参加●

　C 病院の作業療法（革細工）には，より長期間にわたって参加した。最初
は自信のなさを押し殺し，隣に座る患者さんに話しかけてみた。しかし，会
話はスムーズに進まず不安になった。一方で，革細工の作業工程は面白く，
作品を作り上げることはとても楽しかったので，「患者さんが作業に没頭し
ているのだから自分も作業に没頭すればよい」と開き直ってしまい，しばら
くのあいだ，革細工に没頭していた。そのため，革細工の技術は上達し，い
ろいろな作品を作ることができるようになった。

●作業依存のおかげで●

　その頃，指導してくださっていた作業療法士に「作業に依存しているね」
と指摘していただき，作業依存という状態を体験的に理解することができ
た。そのうち，私の存在に慣れてきた参加者の方が，「それはどうやって
作ったの」「私も同じようなのが作ってみたい」など声をかけてくれるよう
になり，革細工を通して患者さんと関わることができるようになった。気づ
くと，作業療法に参加するのがさほど苦痛ではなくなっていた。

　作業療法とは「非言語的活動を媒介とした治療」であり，「目的は患者自
身の役割の自覚，社会的同一性の回復，または新たな獲得である」（加藤ら，
2006）と定義されている。私は作業療法の治療過程を体験的に理解できたよ
うに思う。

●自分自身に向き合う経験●

　今になって振り返ると，レクリエーションや作業療法では，「心理職とし
ての役割や技術」を介することなく患者さんと関わることになるため，自分
自身の対人関係の特徴と必然的に向き合わなければならない。「心理職」も
しくは「心理職の研修生」という役割を隠れ蓑にして患者さんと関わるほう
が，ずっと楽だったのである。だからこそ，レクリエーションへの参加が精

神的に負担だったのだろう。

しかし，心理面接も心理検査も，心理職としての役割のベースには「人と人との関係」がある。心理職としての技術を身につけ，心理職としての役割に慣れてきた現在においても，それは変わらない。レクリエーションへの参加は，自分が「心理職」という役割を隠れ蓑にすることなく，人として患者さんとどう関わるということを経験し，向き合うことのできる貴重な経験だったのではないかと思う。

●メディカルスタッフとの関わり●

作業療法や病棟活動のもうひとつの特徴は，心理職以外のスタッフとの関わりが持てることである。医療機関で仕事をする以上，看護師，作業療法士，精神保健福祉士といった他職種との連携は欠かせない。作業療法や病棟活動やデイケアに参加するなかで，多職種スタッフが，どのような理論のもとに，どのように患者と関わっているのかを目の当たりにすることができた。この経験は，心理職の同一性を獲得していく過程にも役立ったように思う。

専門性の異なる職種との連携は，医療にかかわらず，学校精神保健や産業精神保健の場でも重要になる。異なる理論を基盤として異なるアプローチで対象と関わる作業療法士や看護師など，心理職以外の専門職のもとで研修する経験は，医療以外の分野に進む大学院生にとっても重要な経験になると思われる。

3 実習終了後の学習について

自分の経験を振り返って言えることは，大学院在学中の学外実習とは，や

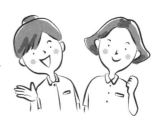

患者さんの様子を心理学的に見るとどうなのか，心理職ならどう関わるのか，聞いてみたいですね。

みくもに長時間行えばよいというものではない，ということである。むしろ時間的な余裕をもって実習を設定し，その実習から何が学べるのかをじっくり考える時間と視点を持つこと，そして実習で得られた経験を理解し生きたものとするための，「机上の学習」をしっかり行うことが重要なのだ，と今になって思う。

　1年後，2年後には心理職として勤務しなければならない，でも今の時点では自分が何かできるとは思えないという焦りから，「なんとかしなければ」と講習や現場実習などで技術や経験を得ることに奔走してしまい，結果的に学生の時期だからこそ得られるさまざまな経験をみすみす逃してしまっている大学院生も少なくないように思う。

(1)　文献学習

　津川（2003）も，現場研修に出る前に必要な訓練として文献学習を挙げているように，大学院，特に修士における実習は，講義や文献購読による知識の積み重ねと，現場での経験とのバランスこそが重要である。たとえば，講義や文献で得られた知識がなければ，臨床現場で経験していることがどのような意味を持っているのかを理解できない。臨床現場での経験は，講義や文献購読による知識をより生きたものとするという側面があるだろう。

　さまざまな分野のエキスパートによる講義，研究室から借りることのできる重要な文献，教員や先輩からのアドバイスなど，大学に在籍しているからこそ手に入れられるものを大切にしていただければと思う。

(2)　ケース発表

　自らの臨床実践について，じっくりと向き合う時間と視点を持つことが重要であるのは，大学院を卒業し，精神科実習が終わってからの学習についても変わらない。特に若手から中堅の心理職は，自分でもなぜだか分からないままに，精神的にも時間的にも余裕のない日々を過ごしていることが多いのではないか。かくいう私も，毎日，目の前にある業務を必死でこなしており，その時その時でとても大変な思いをしているにもかかわらず，一年たっ

て振り返ってみると，自分には何も残っていないように感じることがある。おそらく，大学院生時代の「いろいろなことに手を出して，自分なりに頑張っているつもりなのに，忙しくしすぎて余裕がなく，頑張っている内容が身につかない」という悪いクセが残っているのだろう。これでは心理職として成長するどころではない。

●**実践への評価の重要性**●

　自分自身の臨床実践とじっくり向き合うのに有用な学習は，ケース・カンファレンスやスーパーバイズなどを利用して，他者に説明できる程度に自分のケースを振り返り，まとめ，考察することである。

　自分のケースを発表するのは，とても勇気のいることである。他者に批判されるかもしれない，自分自身の「だめなところ」が他者にばれてしまうかもしれない，という不安は誰でもあるだろう。しかし不安があるからこそ，さまざまな文献を読んで考察したり，じっくりと面接記録を読み，自分の臨床と向き合い，考えるという側面もある。

　最初は，院内のケース・カンファレンスや，出身研究室のケース・カンファレンスなど，小規模で比較的緊張の少ないケース・カンファレンス，グループ・スーパービジョンなどで発表するのもよいだろう。

（3）　論文発表

　また臨床実践を研究としてまとめて，学会発表や学会誌への投稿などにより発表していくことも重要である。津川・遠藤（2004）は「なぜ臨床実践を研究するのか」という問いに対して，「臨床をする一方，それらの知見を後輩たちに伝え，研究としてまとめて世に問うという，臨床－教育－研究が一体となった学問でなければいけない」「臨床心理学が社会からの要請に応え，社会的にも認知される存在になっていくためにも研究は必須である」と述べている。

●**心理職の未来のために**●

　調査・研究を行い発表することは，自分が心理職として行っていることの意味と目的を，同業者に対して，さらに社会に対して伝えようとする作業な

のである。

　他者に伝えるためには，まず自分が理解している必要がある。だからこそ，調査・研究を発表することは，自分自身の臨床実践と向き合うことにつながるのである。下山（2003）は，臨床心理学とは，実践活動だけではなく，実践活動に関する研究，およびその社会に対する公表までを含めた，全体的な構造であることを示している。

　心理職として現場で働くことは，自分自身の実践について，振り返り，考察し，研究し続けていくことと切り離せないのである。

本章の要点

1. 大学病院実習での外来陪席は，外来医療の流れが理解できるとともに，初診時の症状が薬物療法によってどのような経過をたどるかが観察できる。臨床現場に出たとき，カウンセリング主体に介入するか，精神科的薬物療法が必要かを見立てる訓練になる。

2. 外来陪席に役立つ学習は DSM-5，ICD-10 などを読み，さまざまな精神科疾患の診断と主症状を学んでおくこと。そして，精神科薬物療法の知識も身につけておくと，陪席での学習がより充実する。

3. 大学病院でのインテーク実習では，患者の情報を集めることはもちろんだが，初診の患者が安心して「語れる」ための，「聴く」訓練の場でもある。

4. 心理検査実習では，臨床心理的アセスメントが診断や治療に役立つことを実感してほしい。また，心理検査の手続きに慣れること，またマニュアルには載っていない，患者とのラポールの築き方，検査へと誘導する様子を学んでほしい。

5. 実習後に有効な学習は，文献購読，ケースの発表，スーパーバイズ，論文発表などがある。これらを通じて，自分自身の臨床実践と向きあうことは，心理職としての成長の鍵である。

Summary Abstract

引用文献

加藤正明・保崎秀夫・三浦四郎衛・大塚俊男・浅井昌弘（2006）．作業療法．精神科ポケット辞典（新訂版）．弘文堂

下山晴彦（2003）．臨床心理実習の理念と方法．下山晴彦編 臨床心理実習論 臨床心理学全書4．誠信書房，p. 11.

津川律子（2003）．現場研修．下山晴彦編 臨床心理実習論 臨床心理学全書4．誠信書房，pp. 374-394.

津川律子・遠藤裕乃（2004）．初心者のための臨床心理学研究実践マニュアル．金剛出版，pp. 13-14.

津川律子・北島正人（2005）．精神科臨床サービスにおける臨床心理士の新人教育．精神科臨床サービス，5，67-70.

読んでおきたいブックリスト

American Psychiatric Association 編，日本精神神経学会日本語版用語監修，髙橋三郎・大野裕監訳（2014）．DSM-5 精神疾患の診断・統計マニュアル．医学書院

American Psychiatric Association（米国精神医学会）が刊行したDSM-5のマニュアルを日本精神神経学会が監修，翻訳したものです。世界で広く用いられている操作的診断基準であるDSM-5，そしてさまざまな精神疾患の症状や経過について学ぶうえで必読の書です。診断基準のみを抜粋したポケット版もあります。

井上猛・桑原斉・酒井隆・鈴木映二・水上勝義・宮田久嗣・諸川由実代・吉尾隆・渡邉博幸編（2021）．こころの治療薬ハンドブック（第13版）．星和書店

精神科治療における主要な薬剤について分かりやすく解説されています。患者さんやご家族も読者として想定されており，処方時のエピソードや服用時の注意点なども分かりやすく記載されています。年々，新しい精神科薬が開発・発売されるため，精神科薬物療法に関する本は頻繁に改訂されています。最新版の書籍を参照するようにしましょう。

笠原嘉（2007）．精神科における予診・初診・初期治療．星和書店

精神科におけるインテーク実習の前に読むことをお勧めします。間違いなく役に立つことでしょう。また，心理面接や心理検査などの経験を積んだ後に読み返してみると，新しい発見もある本だと思います。

加藤正明・保崎秀夫・三浦四郎衛・大塚俊男・浅井昌弘監修（2006）．精神科ポ
　ケット辞典（新訂版）．弘文堂

　　精神科実習で耳にする基本的な用語について，初学者でも分かりやすいように解
　　説されています。持ち歩き可能なサイズなので，実習先に持参し，休憩時間など
　　にすぐに調べることができるのが利点です。

World Health Organization 編，融道男・中根允文・小見山実・岡崎祐士・大久保
　善朗監訳（2005）．ICD-10 精神および行動の障害——臨床記述と診断ガイドラ
　イン．医学書院

　　国際保健機関（WHO）による，操作的診断分類である ICD-10 の解説と診断ガイ
　　ドラインです。2022 年に ICD-11 が発効され，今後，日本においても ICD-11 に
　　切り替わります。そのときには，新たに発売されるであろう ICD-11 についての
　　マニュアルを参照しましょう。

第8章　精神科病院での実習を終えて
──精神科臨床はすべての基本

［小坂宏子］

 1　はじめに

　この本を手に取った皆さんにとって，実習先のなかでも，「精神科病院」
はなじみのない存在ではないだろうか。20年ほど前になるが，私にとって
も，精神科病院は遠い未知の世界に感じられた。進学した当初は別の領域を
目指していたが，「精神科臨床の知識はすべての基礎であり，それらを十分
に学んでから他の領域に進んでも遅くはない」という恩師の言葉で，精神科
への興味が高まったのを覚えている。

　皆さんは今，さまざまな臨床の場への興味を抱いて，実習のスタートにつ
いていることと思う。本稿では，実際の実習体験を振り返りながら，精神科
病院での仕事の実際，臨床現場でどのように実習の経験が役立つかについて
お伝えしたい。皆さんが精神科における実習のイメージをつかむうえで，少
しでも助けになれば幸いである。

2　精神科病院との出会い──ナイトケアから始まった関わり

　皆さんは「精神科病院」と聞いたとき，どんなイメージが浮かぶだろう
か。街中で看板を見かけることは少なく，「精神科」というと病気が大変重
そうな，暗くて閉鎖的なイメージが浮かぶのではないだろうか。

(1)　精神科病院に関わる
　私の精神科病院との最初の出会いは，学生時代のアルバイトである。ナイ

トケア（精神科の患者さんが通う，夕方からのリハビリテーション・プログラム）のアルバイトを始めた私は，精神科病院に対しては漠然と閉鎖的なイメージを持っていた。しかし，訪れてみると病院は街中にあり，リハビリテーション施設はガラス張りのとても開放的な建物だった。ナイトケアに参加しているメンバー（患者さん）は，街中で暮らしながら作業所やデイケアに通い，ときには駅前のコーヒーショップで出会うこともあるなど，私たちと同じ日常を過ごす人たちであった。

　私は最初にリハビリテーションの場に身を置いたことで，精神科病院は，「精神疾患を治療する場」だけではなく，「病をもった人たちの生活を支える場」であることを学んだ。まず，その内容から紹介しよう。

(2)　ナイトケアの概要

　ナイトケアとは，主に入院生活を経て，症状の安定した精神疾患の患者さんが，病院の外に出て，自立して生活することを支えるリハビリテーション・プログラムである。夕方から始まり，あいだに夕食をはさんで夜まで行われる。スタッフは，医師，看護師，作業療法士，精神保健福祉士，心理職などの多職種で構成されている。

　プログラムには，たとえばカラオケ，卓球，ストレッチ体操，天気が良ければ近くの公園に散歩に行ったり，年末にはパソコンで年賀状を作ったりと，メンバーの活動性を上げるとともに，生活を楽しむためのいろいろなメニューが工夫されている。

●ナイトケアのメンバー●

　私が関わったナイトケアを例に挙げると，メンバーは 10 代や 20 代の頃に統合失調症や躁うつ病を発症し，数度の入退院を経て，生活保護や障害者年金の受給を受けながら生活している人が多かった。

　メンバーは皆礼儀正しく，物静かで，ナイトケアの時間に接している範囲では病気の症状は分かりにくい。太っている人が多く，表情の変化が乏しい，疲れやすく，口がまわりにくい，いつも水分を摂っているという印象があったが，これらは精神疾患の症状であるとともに，抗精神病薬の副作用の

影響であると徐々に分かるようになった。

(3) メンバーの症状の変化

　ある暑い夏の日，いつも参加しているAさんの姿が見えなかった。スタッフによると「外来で具合が悪くなって大声を出し，スタッフを突き飛ばして怪我をさせてしまった」とのことで，急に入院になったという。一人暮らしのAさんはいつも夏に具合が悪くなり，これまでも入院しながら乗り切ってきたのだが，このところ服薬も不規則になり，スタッフが入院を勧めていた矢先のことだった。1カ月ほど入院し，Aさんはナイトケアに復帰してきたが，その静かで温和な様子からは，外来での出来事はなかなか想像できなかった。

●症状の悪化を防ぐには●

　このAさんの話から，皆さんは何を感じるだろうか。精神疾患の症状の悪化は，ときにその人の普段の人となりを一変させるほどの激しい力を持っている。退院した患者さんにとっても，薬物治療や症状が悪化した際の入院治療は，患者の安定した生活にかかせない治療であり，スタッフはメンバーの小さな変化をキャッチし，症状の悪化を防いで安定した日常生活が送れるように支援している。

　精神科の実習では，デイケアやナイトケア，訪問看護といった回復期の患者さんを支える部門で積極的に学ぶことをお勧めしたい。「精神科臨床とは，治療から安定した生活の支援まで，患者さんの一生に関わるものである」ということを，実感していただけると思う。

(4) 多職種との協働体験

　アルバイトとして関わったナイトケアでは，さまざまな職種のスタッフがチームとなって患者を支えていた。患者への関わり方は職種によって少しずつ異なっていたが，その違いが患者をさまざまな角度から支えることにつながっていた。このように，精神科病院では常に多くの職種が連携して1人の患者を支えており，心理職も当然そのチームに参加している。精神科病院の

実習の良さは，チームの中でいかに多職種と協働するかを学べる点にあると思う。

3　大学院に進学して──さまざまな精神科病院で学ぶ

　大学院に進学したのちの実習では，まず3カ月ごと，3箇所の精神科単科病院で実習することになった。実習が始まる前にオリエンテーションが行われ，精神疾患について学ぶ機会もあったが，実際に病棟に入ってみると，そこで話されている疾患名，薬品名，入院や病棟の制度，すべてにおいて分からないことばかりであった。

(1)　精神科病院の特徴
●入院形態●
　精神科病院には，主に入院してから3カ月以内の患者さんが過ごす「急性期病棟」と，長く入院している患者さんが過ごす「慢性期病棟」があり，さらに病棟の出入りがスタッフによって管理されている「閉鎖病棟」と，自由に出入りが可能な「開放病棟」がある。
　入院には，自分を傷つけたり他人を傷つける恐れのある患者が医師の判断で入院する「措置入院」，保護者の同意を得て入院する「医療保護入院」，本人の意思で入院する「任意入院」がある。

●精神疾患の経過●
　最初の精神科病院では，外来診察，「急性期」と「慢性期」の閉鎖病棟，デイケアでの実習を体験した。病棟では，午後いっぱい自由に患者と関わるという課題が出され，ロビーでおしゃべりしている患者さんの輪に入ったり，ときには招き入れられて病室のベットサイドでお話をうかがったりと，多くの患者さんと接する機会を得た。デイケアでは，病棟を退院した患者さんが参加している姿に出会い，外来では通院患者さんの診察に陪席した。
　こうして急性期から慢性期，そして回復期の部門を体験することで，精神疾患が発症してから安定して日常生活が送れるようになるまでの経過が，お

ぼろげながらイメージできるようになった。このように精神疾患の全体像を
つかんだことは，その後の臨床で大変役に立つ経験となった。

(2)　さまざまな実習

　次に2つ目の実習先で，私は初めて心理職の先生について実習することに
なった。実習先には基本的に指導担当の心理職の先生がいらっしゃると思う
が，場所によっては，医師や看護師など他職種から実習として受け入れてい
ただく場合もあるかもしれない。私に関して言えば，それまでの実習が見学
の域を出なかったのに対し，心理職の先生のもとで学んではじめて，病院の
なかで心理職がどのような役割を担っているのか，心理検査や心理面接が病
院の治療のなかでどう生かされているかを知ることができた。

●実習内容●

　3カ月という短い期間だったが，「医師の診察の陪席」「PSWの予診陪席」
「薬剤師の服薬指導の陪席」「院内作業療法への参加」「訪問看護や作業所への
同行」「生活訓練施設での実習」といったさまざまな現場を体験し，初めて心
理検査を実施し，心理所見を書くことも実習した。

　検査の実施方法から，データの処理の仕方，結果の解釈まで，検査を行う
たびに夜遅くまで残って指導していただいた。同時に数多くの参考文献，研
修会などの情報も教えていただき，医局で文献を読んだり，院内で行われる
勉強会で学ぶ機会にも恵まれた。先生には実習終了後もお世話になり，多く
の勉強の機会を与えていただいている。

●先輩方との出会いのチャンス●

　実習の有難さは，このような先輩方と出会えること，そのものにもある。
心理職は1人だけの職場も多く，現場に出た後，困ったときに相談できる先
輩の存在の大きさは計り知れない。皆さんも，ひとつひとつの出会いを大切
に，先輩方との関係を築いていかれるとよいと思う。

●児童精神科病院での実習●

　さて3つ目の実習は，児童精神科病院であった。成人の臨床希望であった
私は，当時，児童精神科に積極的な関心を持ってはいなかった。

　児童精神科では，精神疾患の子どもたちとともに，発達障害の子どもたちと数多く接する機会があった。発達障害の子どもたちの訓練の場に参加し，デイケアで一緒に過ごしたことは，臨床に出た後，成人の発達障害の方々と出会った際に，彼らを理解し援助していくうえでベースになる体験となった。さらに，精神科を離れ，教育領域で臨床を行うようになると，児童期の発達障害の子どもたちと過ごした経験が，発達障害の学生を理解するうえでとても役立っている。

　皆さんもこのように，自分の興味関心と異なる領域の実習に参加することがあるかもしれない。しかし，その後さまざまな領域で臨床を行っていくときに，どのような実習も，必ず皆さんの臨床を助けてくれる体験になることは間違いない。一生に一度の機会と思って，大切にしてほしいと思う。

(3)　実習を終えて

　このように振り返ると，ナイトケアから始まった精神科病院での経験のひとつひとつが，その後，病院以外のさまざまな場で出会うクライエントを理解するうえで，大変役に立っている。

　統合失調症などの精神病レベルの患者さんに対し，症状をよく知らないがゆえの恐怖感を抱いている方に時々お会いすることがある。統合失調症は約100人に1人が発症する身近な精神疾患であり，おそらくどの臨床現場でも，必ず出会う精神疾患のひとつである。心理職の重要な仕事のひとつに，「精神疾患が疑われるクライエントを，適切な時期に必要な医療機関にリファーする（紹介する・つなぐ）」ことがある。そのためには，「精神疾患がいつ，どのように発症し，どのような経過を経て安定するか」「リファーした先でどのような治療が行われ，支援が行われるか」を知っていることが必要になる。

　こう考えてくると，精神科病院の実習は，それぞれの臨床現場に出る前に必要な精神疾患の基礎知識を学ぶ貴重な機会であり，むしろ，将来，医療領域以外で働く心理職にこそ必要な実習だと感じている。

4 大学病院での実習──ロールシャッハ・テストの魅力と 出会って

　次の実習は，大学病院の精神科外来で，熱気あふれる精神科チームの一員として学ぶことになった。

(1)　精神科病院と大学病院の違い

　ここでは，予診（インテーク）を担当した後そのまま初診に陪席するため，自分の行った予診で何が足りなかったかを，その場ですぐに知ることができた。医師からも忙しい診察の合間をぬって説明していただき，基本的な精神疾患と薬物治療について学んでいくことができた。

　精神科病院の和やかな雰囲気と異なり，大学病院の外来は非常に混み合い，常にぴんと張り詰めた空気が流れていた。診察の流れを邪魔しないよう，短い時間で初診に必要な情報をまとめる予診は，医学的な視点で情報をとらえて考える非常に良い訓練になったと思う。

(2)　心理検査の実習

　やがて午後の心理検査を担当するようになり，実習担当の先生から，主に包括システムによるロールシャッハ・テストを一から指導していただいた。先生と目の前のローデータを読み進むと，いくつかの心理検査が補い合って（ときにはその矛盾のなかから）その人らしさが浮かび上がってくる。そんな時間を，毎回心躍らせながらうかがった。

●心理検査の実際●

　大学院の授業では心理検査を学ぶ機会が少なく，準備不足のまま実習が始まってしまったが，現場の心理職の先生方から指導していただく機会に恵まれたことで，学びを深めることができた。

　ロールシャッハ・テストを中心とした性格検査がもたらす情報の豊富さ，その奥深さに魅せられたと同時に，知能検査や神経心理検査を組み合わせる

ことで，脳の器質的特徴や発達的な特徴を視野に入れたアセスメントが可能になることを学んだ。それは，医師の診断や治療を支えるとともに，心理職として，どのようにその方を援助していくかを考える貴重な情報でもあった。

●**心理検査の意義**●

　実は現場に出たあと，病院以外の臨床現場で，ロールシャッハ・テストや知能検査といった心理検査を実施する機会は多くはない。教育機関の相談室や企業の相談室でカウンセリングを受けている患者さんも，心理検査は受けていないという方が多い。実際には，病院とそれらの機関が協働して援助を行っていくため，普段は心理検査を施行していない心理職であっても，心理検査の結果を理解することが必要となる。実習中，心理検査を取ることは難しいかもしれないが，精神科での実習は，心理検査がどのように実施され，結果がその後どう生かされるかを知る数少ない機会である。先輩心理職の実施した心理検査のローデータ（所見にまとめる前の各検査のデータ）を見せてもらったり，心理検査を受けた患者さんのカルテをじっくり読ませていただいたり，心理検査を身近に学べるチャンスをぜひ活かしてほしい。

5　臨床現場に出たあと

　筆者が初めて心理職として働いた臨床現場は，都心にある精神科病院であった。精神科病院といってもすべて開放病棟のため，統合失調症の患者さんが少なく，うつ病圏の患者さんが多い。さらに，人格障害や発達障害，認知症や高次脳機能障害など，患者さんの疾患は多岐にわたる。

(1)　都心の精神科病院

　都心の精神科では，うつ病（気分障害）や不安を主訴とした患者さんの社会適応を支援することが多く，会社員や大学生の社会復帰のステップとして，入院やデイケアを活用することも多い。生活支援を主とするデイケア以外にも，会社への復帰を支援するリワークデイケア，最近では，成人の発達障害のデイケアが積極的に行われている。

●時代とともに変化する患者相●

　勤務を始めた 20 年ほど前，都心の精神科病院にはうつ病の患者さんとともに，多くの人格障害圏の患者さんが受診された。心理検査の依頼はロールシャッハ・テストを中心とした性格検査が主であり，薬物療法とともに，個別の心理面接や家族面接が行われていた。働く人の社会復帰を支援するため，リワークデイケアが行われ始めた頃であったと思う。

　その後，徐々に成人の発達障害の患者さんの受診が増え，心理検査は，知能検査や発達障害の傾向を知るための検査が数多く行われるようになった。筆者が勤務していた精神科病院では，現在では，発達障害外来，発達障害検査入院，デイケアにおけるさまざまな発達障害プログラムが行われている。

●心理職に求められるもの●

　精神科病院では，以前より，心理教育プログラムや SST（ソーシャルスキル・トレーニング）など，集団を対象としたさまざまな支援が行われてきた。統合失調症を中心とした精神病圏の患者を対象としたものから，うつ病（気分障害圏）を対象としたもの，アルコールなど依存症を対象としたもの，そして現在は発達障害を対象としたプログラムと，その幅は広がっている。

　統合失調症やうつ病が，成長してから後に生じる精神疾患であるのに対して，発達障害は生来の生まれもった脳の特性から生じるものであり，特に自閉スペクトラム症については薬物療法からのアプローチもない。心理職が担うアセスメントにおいては，幼少期からの発達歴を聴取することや，開発が進む新たな心理検査や評価尺度を用いること，神経心理検査を行うこと等が必要となる。

　また，発達障害の特性が，どのような脳の神経学的特性からもたらされているか，まだ分からない部分も多く，最新の科学的知見を学び，情報をアップデートしていく姿勢が求められている。

(2)　現場に出たあとの学び

●スーパービジョン・研修●

　現場に出た心理職にとって，どこで研修や指導を続けるかという課題は大

きい。私自身もそうであったが，心理職に多い一人職場では切実である。卒業した大学の指導教官だけでなく，実習でお世話になった心理職の先生からは，クローズドグループの事例検討会や研究会の情報を教えてもらえることもある。実習の場は，今後につながる情報が得られる貴重な場と思って，積極的に実習先の勉強会や研究会に参加することをお勧めする。

●**文献学習**●

　実習中も現場に出てからも，「分からない言葉」は日々山のように出現する。ひとつ心理検査の依頼が出ると，疾患の成り立ち，疫学的特徴，薬物治療，予後といった医学的知識が必要になる。精神医学の教科書や，医局にある医学雑誌から関連する論文を読むこと，精神科薬の本を持ち歩いて，カルテに出てくる薬はその都度確認することを積み重ねると，少しずつ分からない言葉が減ってくる。

　基本的な精神医学や薬の知識を身につけることは，精神科チームのなかで共通の基盤で話をするために必須であり，そのうえで，自分の専門である臨床心理学的な見方を，いかに分かりやすく伝えるかが課題になる。実習中も，「分からない言葉」をそのままにせず，臨床心理学以外の知識は自分から探しにいく姿勢で臨むことをお勧めしたい。

6　実習に臨むにあたって

　最後に，実習生を受け入れる立場で感じたことをお伝えする。なお，筆者は現在，実際に実習生を指導する立場を離れているため，数年前の経験に基づいていることをお許しいただきたい。

(1)　実習現場の実状

　精神科病院で働いていると，実習や卒論・修論の調査依頼を受けることが多い。ときには，現場の心理職が知らないうちに，病院側の意思決定で受け入れが決まることもあった。

　学生を送り出す大学の先生方には，「その学生に応じた実習の目標」を示

していただけると，数多くの実習生を受け入れる現場としては有難かった。また，実習中も連絡をとり，学生を指導するうえで生じるさまざまな問題について，相談に乗っていただけると心強いと思う。

(2)　実習に入る前の学習

　学生が実習に来ると，大学院によってカリキュラムに違いがあり，学生の知識のばらつきに戸惑うことが多かった。実習に入る前には，参考文献などで事前準備をお願いし，実習中も，勉強会や研修会への参加を呼びかけ，自分から積極的に学んでいく姿勢を身につけてもらった。実習生それぞれのペースがあるので，到達する地点には違いが出るが，精神科臨床の最低限の基礎知識は身につけるという熱意を持って臨んでもらえると，忙しい臨床の合間に指導する実習担当者も応えてくださると思う。

(3)　挨拶，服装，連絡を厳守

　実習に入るにあたっては，まず「挨拶，服装，連絡」のルールを守ってほしい。「そんな当たり前のこと」と思うかもしれないが，案外，この基本が身についていない学生も多いと感じる。私は，病院実習は授業の延長ではなく，職場で新人研修を受けるのと同じだと思う。心理職は大学院を出てすぐに現場で働くことが多いが，社会人としての基本ルールが身についていない人は，どんなに知識があろうと，多くの仲間とともに働いていくことは難しい。病院という組織のルールを学び，気持ちの良い挨拶，ひとりで判断せず常に連絡する姿勢を，身につけて帰ってほしいと思う。

7　おわりに

　学生時代の実習は，長い臨床実践の最初の一歩であり，同時に一度しかない貴重な機会である。ぜひ，今後の臨床の糧となるものを得られるような，充実した実習を経験してほしいと願っている。

本章の要点

1. 精神科病院では，精神病レベルの入院患者が多く，発症から回復までの経過に接することができ，疾患の全体像をつかむことができる。すなわち，精神疾患の基礎知識を臨床現場で明らかにできる。

2. 心理検査実習ができる機会があれば，心理検査がどのように実施され，結果がどのように治療のなかに生かされているかを学んでほしい。

3. "一人職場"となる病院も多い。大学，実習先，院外研修など，頼れるネットワークを実習生時代から築いていくようにしたい。また，文献学習も必要不可欠である。

Summary Abstract

読んでおきたいブックリスト

〔実習にあたって〕

笠原嘉（2007）．精神科における予診・初診・初期治療．星和書店

谷直介（1995）．問診による精神症状のとらえ方（改訂 3 版）．金芳堂

濱田秀伯（2020）．精神医学エッセンス（第 2 版補正版）．弘文堂

岸本年史（2020）．NEW 精神科研修ハンドブック．新興医学出版社

松崎朝樹（2020）．精神診療プラチナマニュアル（第 2 版）．メディカルサイエンスインターナショナル

（＊以上は，小石川東京病院の満山かおる先生に，現在の実習で学生に薦めている文献をご紹介いただきました。）

〔発達障害について知るために〕

高岡佑壮（2021）．発達障害のある人の「ものの見方・考え方」――「コミュニケーション」「感情の理解」「勉強」「仕事」に役立つヒント．ミネルヴァ書房

（発達障害の人が感じる生きづらさを理解するうえでかかせない，「情報処理の仕方の独特さ」について，よく起こる困りごとから，その背景を解説するかたちで書かれています。当事者の立場に立って，発達障害を理解する手助けとなる一冊。）

東大病院こころの発達診療部（2022）．成人の発達障害の評価と診断——多職種
チームで行う診断から支援まで．岩崎学術出版社

> 発達障害概念の整理，児童期との困りごとの違いや現れやすい精神症状，発達歴
> の聴取や心理検査の実施方法，その後の支援についての流れが，分かりやすくま
> とめられています。特に，成人の発達障害のアセスメントを理解する際に役立つ
> 一冊。

岩波明監修，小野和哉・林寧哲・柏淳ほか（2020）．おとなの発達障害 診断・
治療・支援の最前線．光文社

> 発達障害について，脳の機能的な視点からの最新の知見がコンパクトにまとめら
> れています。デイケア，就労支援，当事者・家族・支援者のサポート団体の活動
> まで網羅されていて，大人の発達障害支援の全体像がつかめる一冊。

村中直人（2020）．ニューロダイバーシティの教科書——多様性尊重社会への
キーワード．金子書房

> 教育や社会のなかで発達障害を支援する心理職にとって，能力の欠如や障害と見
> る視点から離れ，「脳や神経由来の多様性」として発達障害をとらえる新たな視
> 点をもたらしてくれる良書。療育や教育，就労支援など，幅広い領域に出て発達
> 障害支援を行う際にも役立つ一冊。

第**9**章　**精神科実習で学んだこと**
　　　　　──統合失調症患者との出会いを通して

[大倉京子]

1　はじめに

　病院で出会ったスタッフそして患者から，私がどのようなことを学んだかを振り返ることは，現在も私自身の内面に眠る「心理職とは何をする者か」というテーマを再考する機会と言える。

　私は院生時代，単科の精神病院，大学病院（ともに入院施設あり），精神科クリニックで，病棟実習および診察の陪席とインテークなどを経験した。これらの実習経験から，３つのキーワードが浮かび上がった。このキーワードを手がかりに実習体験を振り返り，現在の臨床活動にどのように活かされているか述べたいと思う。

2　「言葉」について

　初めて病棟に足を踏み入れた日，実習生が来ることに慣れた様子で私を見る患者，初めて見かける顔を遠くから眺めている患者，まったく見向きもせず素通りしていく患者……。歓迎ムードとは言えないが，とにかくさまざまなかたちで迎え入れられた。

(1)　病棟内での実習生

　病棟では患者や病棟スタッフの日常がすでに始まっている。そこでまず困ったことは，「自分が何をしたらよいのか分からない」ということだ。患者にむやみに声をかけることもはばかられ，かと言って動いている病棟のな

かで，一人椅子に腰掛けてみても落ち着かない。そこで，とりあえず患者と同じように動いてみることにした。

●周りと一緒に動く●

掃除の時間であれば一緒に掃除をしてみる，看護師によって薬が管理されているため，食後に薬を受け取りにいく患者の列に自分も並んでみる，曜日ごとに用意されたデイルームでの作業が始まると自分も材料を運び，一緒に手を動かしてみた。まずは自分も一緒に動いてみたのである。

すると，自分にとって居心地の悪いときと，さほど居心地の悪さを感じないときがあることを，じわじわと感じるようになった。この差は何なのか。ふと思いついたのは，無理に「言葉」を使おうとしていたかどうかということだった。

(2)　受け入れてもらいたい気持ち

私たちは日々何気なく他者と「言葉」を交わしながら，関係を築いている。だから，当然患者と接するときにも同様に考え，必死に「言葉」を探していたのだ。しかし私の探している言葉は，私がその場に受け入れてもらい，その場にいてもよいという承認を得るために，つまりは居心地の良さを私が獲得するための一方的なものではなかったか。

●言葉のやり取りの意味●

「言葉」は自分と人との間を行き来することで，両者の内面に生じた緊張を緩和させたり，両者の交流を助ける。私は実習生という立場がどういう自分なのか確立できず，自分を取り戻すために「言葉」を必死に探していたのではないだろうか。しかし，「言葉」は他者に投げ込むだけでは成立しない。「自分」を映し出してくれる鏡のような他者の存在がなければ，「言葉」は虚ろな器にすぎない。

●患者への言葉がけ●

ある50代前半の女性患者のことが思い出される。彼女は一点を凝視し，「幻がね……」と呟いていた。そして身体を強張らせながら，私あるいは彼女自身に語りかけるように「石になればいいのよね」と繰り返していた。そ

の言葉を聞いた私のなかに，宇宙にただひとつ置き去りにされたような寂しさ，感情を持たない人間というイメージが広がった。そして"人として生きてほしい"という思いから「石なんかじゃないですよ」と思わず呟いていた。「石なんかじゃないですよ」という私の言葉は，そのとき私のこころに生じたイメージから発した言葉であるが，彼女が「石になればいいのよね」という言葉に託そうとした意味と，それは重なっていただろうか。そして，私の言葉は彼女にどんなふうに受け取られたのだろうか。

3 「空間・場」について

　入院患者にとって病院は，治療の場であると同時に生活の場である。そこに曖昧な立場である実習生が足を踏み入れることは，患者そして実習生である自分自身にどのような影響を与えるのか。私にはなかなか想像しがたく，緊張と恐れの日々が続いた。しかしこのような緊張と恐れの感情は，むしろ患者を「分かろう」とする一助になっていたのではないだろうか。

(1)　治療と生活としての場

　病院は治療の場であるとともに，生活の場でもある。したがって，患者と接するスタッフの言動は，治療と生活，両面から関わっている。たとえば，ある患者は外泊から帰院すると必ずと言ってよいほど，自分の身の回りの行為ができなくなり，呆然と立ち尽くしてしまう。その患者に対してある看護師は，「できることは自分で。できないときは言ってください」と声をかけていた。患者の状態を把握しながら，患者のできることを育むことに重きを置く関わり方と思えた。

　また，患者が患者を支えていることもある。ある患者は，病棟内で他患から慕われ，相談を持ちかけられることが多かった。私には，聞き役である患者に「この人はいったい誰に自分の辛さを訴えているのだろう」，そして「この人はどこが具合が悪いのだろう」と考えてしまうことさえあった。

　しかし言葉を交わしてみると，繰り返し自分を卑下するこの患者の言葉の

しがらみの強さに,「病気である」ということを改めて気づかされた。

(2)　病棟内の社会

　病棟というと,社会から隔絶された空間のように考えがちだが,実は病棟のなかにも社会は存在し,さまざまな役割を看護師や患者同士が担い合っていることが分かる。

　印象に残っているエピソードがある。ある夏の暑い日,病棟内の行事に向けて歌の練習が行われていた。夏の炎天下,歌は子どもたちのはしゃぐ声を彷彿とさせるものだった。しかし,にぎやかに流れるメロディや歌詞とは裏腹に,ある患者は時折空笑したり,幻聴のする方向に手を振ってみせ,私の元にやってきては「幻聴が聞こえる。平気?」と声をかけた。この状況は,患者を取り巻く現実と,患者の病的体験の隔たりを一層際立たせた。

●アイデンティティの模索●

　そのとき私自身も,実習生という立場,心理職としての十分なアイデンティティも備わっていないなかで,患者とどう接したらよいのかと戸惑い,ただなす術なくそこに居続けなければならない心許なさに覆われていた。

　このようなとき,病棟内で体験した患者とのエピソードを病棟スタッフらと共有することで,患者と話すときの距離のとり方など具体的な話に始まり,各職種それぞれの患者への関わり方,とらえ方の違い,共通点を,私なりに見いだしながら,心理職という仕事について考えを深めていった。

4　「分からない」ということについて

(1)　「慣れる」という鈍感さ

　実習も後半になってくると,病棟内のスケジュールや患者との過ごし方にも,少しずつ慣れてくる。「慣れる」ことによって,病棟で過ごすことに馴染みが生まれ,特に患者にとっては,病院が自分自身の守りの場として機能していることを体験できる。

　一方,実習生とはいえ,患者に関わる人間にとっての「慣れ」には,怖い

側面があるように思う。それは「分からない」ことへの鈍感さである。

(2)　「分からない」ことの居心地の悪さ

　人とのやり取りとは，「分からない」ことを「分かろう」とする，気の長い
プロセスである。しかし「分からない」まま患者と接していると，心の中で
何とも言い難い感覚に襲われ，落ち着かない。つまり「分からない」に留ま
るということは，たやすいことではないということだ。

　ある患者とのエピソードがある。数人の患者と看護師らと共に病院の近所
に買い物に出かけた。店内や店までの道中，近隣住民と顔を合わせることも
しばしばだった。患者のこころに外の世界はどのように映っているのだろう
かと考えていたとき，ある患者が「フレアスカートがね……ひだが違うとね
……なんで偏見やいじめになるんだろう……」と，文脈をつかみきれない言
葉を羅列した。私にはそれが，「ひだ」を人にたとえ，一本一本の違い，健常
者と患者自身の違いを語っているように思えた。私は「悲しいですね……い
じめ，偏見」と思わず口にした。

　また，別の患者は可愛がっていたペットの写真を，手で包み込むように大
切にしながら私に見せてくれたことがあった。ペットは家族の膝の上で亡く
なったという。患者の静かな口調は，愛するものを失った悲しみにふさわし
いものだったが，一方で悲しみという感情はなぜか伝わってこなかった。患
者の想いが分からないまま，「ペットは亡くなる場所を探していたんでしょ
うか」と私が呟くと，患者は「今，初めて悲しみを感じる」と涙ながらに
語った。しかし，その後の診察では医師の質問を寄せつけず，強い拒否的な
態度となっていた。

　これらのエピソードのなかの私は，「分からない」ことに留まれず，何ら
かの意味をあてがうことで，自分自身が安心できる場所を探していたように
思う。「分かろう」とすることは，患者への関心であり，関心がなければ関係
は構築されないが，「分かる」ことの過剰は，患者に対して不適切な同情心
を持ったり，子ども扱いをしてしまう危険性につながるように思う。看護師
が関わりすぎないよう適度な距離感を保っていることも，納得できる体験で

あった。

 5　おわりに

　実習はさまざまな出会いの場であるが，同時に自分自身が職業的アイデンティティを確立する途上で，改めて自分の内面に向き合い，その後の心理職としての自分のテーマ，私であれば「言葉」「空間・場」「分からなさ」，さらには「主体性」というテーマ，となる種を見いだす場であったように思う。

　初版が刊行されてから十数年の月日が経ち，改めて病院実習で感じた初心に触れることができた。中堅となった今も患者を前にしたとき，心身の強張りを覚える。そしてこの感覚をごまかすかのように，また「分からなさ」に居心地の悪さを感じ，「言葉」を駆使してしまうことがあることに気づかされた。年月が経ち経験を積んだ今だからこそ，当時自身のテーマとして挙げたことに今一度向き合っていきたいという思いに至った。

本章の要点

1. 実習は，心理職というアイデンティティを確立するうえで，自分自身と向き合うための大切な時間である。
2. 病院は，患者の「主体性」を支える場である。
3. 患者と交わす「言葉」は，話し手と受け手の生きたこころを乗せる舟のごときもので，舟に乗って相手に届けられるものは，語り手の主体そのものであるといっても過言ではない。
4. 患者の「分からない」を尊重することは，患者の主体性を尊重すると同時に，関わる人間の主体性も守る。
5. 患者，そして関わる人間にとっても，物理的・内的な意味での安全な「場」という枠組みが必要である。

Summary Abstract

読んでおきたいブックリスト

神田橋條治（2001）．対話するふたり　治療のこころ1．花クリニック神田橋研
究会

　患者に限らず，他者のこころ，他者と対話することの基本的な姿勢について，や
さしく書かれています。

河合隼雄（1976）．母性社会日本の病理．中央公論社

　個人の内面に深く関わるとき，個人を超えた普遍的なものが存在し，その存在を
知ることで，より個人の理解を深めることができることを教えられた書籍でし
た。

河合隼雄（1977）．無意識の構造．中央公論社

　ユング派の立場から「無意識とは何か」「心とは何か」をとても分かりやすく解説
しています。無意識を心の一面としてだけではなく，心そして「人」の全体性を
考えることにつながることに気づかせてくれます。

大熊一夫（1985）．新ルポ・精神病棟．朝日新聞社

　病院実習でお世話になった先生に，精神科病院で実習を行うのであれば宇都宮
院の事件は知っておいたほうがよいと勧められました。この書籍では精神科病棟
の閉鎖された空間の問題点を浮き彫りにし，その空間は患者の回復のために守ら
れた空間であること，また患者に関わる関係者も生きるための場であることを考
えさせられます。

新宮一成（1995）．ラカンの精神分析．講談社

　とても難解ですが，自己の統一性についてのプロセスや意味を「言葉」「鏡像」
「他者」といったキーワードを通して考える手がかりとなる書籍です。中でも
「自己の統一性は，内面から支えられるより先に見えによって先取りされること
になる」（p. 171）という一文は興味深いです。

内海健（2008）．うつ病の心理──失われた悲しみの場に．誠信書房

　「うつ病」が世の中で特別な病ではないと認識されることで，一昔前よりは治療
に結び付く機会が増える一方，臨床家が楽観視してはいないかという視点から，
今一度「うつ病」の心理に注目した書籍です。事例も多く取り上げられ，とても
分かりやすく解説されています。

横川和夫（2003）．降りていく生き方——「べてるの家」が歩む，もうひとつの
　道．太郎次郎社

　　　恩師にご紹介いただいた本の一冊です。「べてるの家」は統合失調症などの精神
　　障害を患っている人々の共同体で運営されています。ここに暮らす人々はとても
　　よく語ります。この語りは共同体に暮らす人々の回復のプロセスにとても大切な
　　ことであり，語りを尊重する人々がそこにいます。そして運営に関わる病院関係
　　者の方は，彼らが判断できることを信じ当事者性を重んじています。すべての
　　人々の姿がとてもリアルに伝わる書籍です。

第Ⅳ部　いろいろな立場から見た精神科実習

第10章　精神科実習担当者から

［有木永子］

1　はじめに

　近年，大学院生による精神科実習は，臨床心理学を専攻する学生数に伴い増えているという。実習は，学生一人では体験できない学習形態のひとつであり，多くの人の協力なくしては成立せず，受け入れ準備から実習指導に至るまで，手間ひまかけて関わることになる。その環境下で，実習生が体験する疑問を育てる学びは，未来の心理職が職業人として研鑽を積むとき，その真価を発揮するであろう。

　今回は，ある大学院の学生を受け入れた過程を例に挙げて，事前準備を含めた精神科実習から学べることを整理し，未来の心理職への期待と励ましを送りたい。

2　大学病院精神神経科臨床実習の例

（1）　実習生が来るまでに

　ある年の夏頃，Ａ大学院のＢ教授が，大学病院精神神経科での実習依頼のために来訪された。この大学院とはこれまで交流がなかったが，Ｂ教授はベテランであり，筆者は以前から一方的に存じ上げていた。「実習先をお願いできるところを探していて，知り合いのご縁で紹介いただきました」というＢ教授は，物腰が柔らかく優しい目で話され，目下の筆者へも丁重で真摯な姿勢を崩されない。なにより，一人ひとりの学生のために実習先とのコーディネートに教授自ら奔走し，行き先を探し出す。こうした教員の姿勢は，

臨床に通じるところがあると思われ，この姿勢を見て育つ学生が得るものは大きいだろうと，筆者は当時強く感じていた。

●指導教授との事前打ち合わせ●

　打ち合わせでは，病院組織の概略を説明したうえで，精神神経科における心理職の活動状況を伝え，何が学べて何が学べないのかを話し合った。精神科とひとことで言っても，各臨床現場の特性により，体験内容はかなり異なる。病院（病床数20以上）あるいは診療所（病床数19以下）なのか，精神科単科病院あるいは総合病院なのか，病床数やリハビリ施設の有無，施設の周辺環境など，ハード面だけをとってみてもその違いは大きい。そのうえ，診療内容や専門分野，職員数，提供できるサービス内容など，ソフト面の構成もさまざまである。それらをふまえて，可能な実習プログラムを構成することとなった。

　実際に学生が来るまでにB先生とは二，三度面会し，その後もたびたび連絡を取り合った。B先生からはその都度，「学生が事前に準備しておいたほうがよいことはありませんか」「お世話になるにあたり留意点はありませんか」など，きめ細やかに質問があり，準備に余念のない様子が印象深かった。

(2)　実習生がやってきた

　A大学院の修士課程2年生のCさんは，学生と子育て中の母親という二足のワラジを履いており，すでに医療従事者として職歴を持つ女性だった。真面目で温かな雰囲気が漂うCさんは，実は大変エネルギッシュで努力を惜しまない人であった。

　オリエンテーションでは，学生であっても患者から見れば“病院の人”であることを強調した。注意点の概要は図10-1に示している。また，病院の概要，精神科スタッフの構成，外来・病棟などの注意事項とともに，時間厳守などのルールを確認し，プログラムの受け方を説明した。

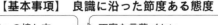

【基本事項】　良識に沿った節度ある態度

1. 患者への接し方　▶ 丁寧な言葉づかい
2. 院内での行動　▶ 挨拶の励行，大声・大笑いに注意
3. 節度ある身だしなみ ▶ 服装・髪型に注意
　　　　　　　　　　　　 アクセサリー・マニキュア禁止
4. 分からないこと　▶ 自己判断せずたずねる
5. 失敗したとき　▶ 誠実な対応

図 10-1　精神科実習の手引き──留意点の概要

（3）　実習プログラムの例

　実際には，Cさんの実習期間は2週間だったが，そのうち1週間分を表10-1に例示した。次に，プログラムの詳細内容とCさんが体験したことを紹介する。

●毎日のプログラム●

　■**心理職スタッフミーティングへの参加**──毎朝，各スタッフの1日の動きや仕事の進行状況など，連絡事項を報告する短いミーティング。実習生の行き先やアフターミーティング担当者なども確認する。

　■**アフターミーティング**──1日のプログラム後，約30分〜1時間，担当

表 10-1　精神科実習プログラムの例

第1週	9:00	9:30	10:00	13:00	15:30	17:00
○月×日（月）	心理ミーティング	オリエンテーション	精神科外来	入退院カンファレンス	病棟回診	アフターミーティング
○月×日（火）	心理ミーティング	児童思春期外来，診察・検査		児童思春期外来カンファレンス	児童思春期外来	アフターミーティング
○月×日（水）	心理ミーティング	デイケア，SST		デイケア陶芸	アフターミーティング，自習	デイケアミーティング
○月×日（木）	心理ミーティング	外来心理検査		GID外来，診察・検査		アフターミーティング
○月×日（金）	心理ミーティング	デイケア，ダンスセラピー		病棟心理検査	デイケアミーティング，自習	アフターミーティング

者とともに内容を振り返り，疑問点の確認や討論を行う。

●日替わりのプログラム●

■精神神経科外来陪席——初診患者を中心とした教授（医師）診察への陪席。予診で得られた情報をもとに，医師と患者のやり取り，医師の見立てを患者に伝える様子，薬剤の処方，必要に応じた諸検査依頼（脳波・CT・MRI，血液検査，心理検査など），次回予約までの一連の流れを観察した後，患者退室後に医師より説明を受ける。

■特殊外来陪席

①児童思春期外来——主として発達障害の鑑別診断を行う専門外来。精神科医と心理職が協働で診療にあたる。生育歴・現病歴を聴取しながら“困っていること”を丁寧にたずね，検査および診察の結果をフィードバックし，今後の治療方針・方向性を話し合う過程に陪席する。

②GID外来——Gender Identity Disorder（性同一性障害）に悩む方のための専門外来（2000年代に設置されていた）。精神科医・精神保健福祉士・心理職はじめ，他科（婦人科・泌尿器科・形成外科）とのチーム医療が必須。日本精神神経学会の治療ガイドラインに沿った治療を提供している。診察および可能であれば心理検査に陪席する。

③病棟回診——病棟（開放・閉鎖）に入院中の患者に対して行う教授回診に，医師・看護師とともに心理職などメディカルスタッフも同行。病棟という空間を肌身で感じ，さまざまな病気や病態の患者と医師のやり取りを観察する。

④入退院カンファレンス——担当医が提示する入退院患者の主訴・現病歴・生活史・治療方針・治療経過などの内容を，全医局員（メディカルスタッフ含む）によって検討される会議に陪席して，外来ケースと入院ケースの違いを学習する。

■精神科デイケア——SST（Social Skills Training：主に統合失調患者を対象とした社会生活技能訓練）・陶芸・ダンスセラピーに参加しながら，グループのなかでメンバーがどのように行動し交流するのか観察する。また，デイケアスタッフが行うミーティングに参加し，メンバーの理解やリハビリ

方針を学習する。

　■心理検査陪席──検査室への誘導から，検査導入前のヒアリング，検査の説明，検査実施，次回継続検査予約あるいは結果フィードバック面接予約など，心理職の行う一連の流れを観察する。フィードバック面接は，患者の了承があれば陪席可能だが，心理療法の陪席は，治療関係および治療経過に影響が出ることを考慮して実施していない。

（4）　実習記録と振り返り
●実習記録●

　実習記録は，学校規定の用紙がなかったため，形式はＣさんに任せたところ，Ａ4判の紙数枚にわたる詳細な記録が毎日提出された。その内容は，日々の予定と観察した事項および考察，新たな発見や応用学習として調べたこと，今後調べたいことなど多岐にわたり，Ｃさんが臨床に出てから活用できる緻密さを備えていた。

　一見して，濃密な体験を味わっていることがうかがえる内容だった。筆者はＣさんの記録に感心しながら，今後の臨床活動に役立てられるよう，その時々の印象や疑問をありのままにメモしておくことを勧めた。というのも，新鮮な感性で記録したメモからは多くの学びがあり，その時々でなければ感じ得ないことがある。こうした記録は，臨床家として経験を積むほど意味を成すに違いない。

ワンポイント・**ア**ドバイス

実習先では，何ごとも「あいさつ」から始まります。「笑顔で，気持ち良く！」が大切です。

●アフターミーティング●

　アフターミーティングでは，その日の体験を振り返り，意見交換を行った。内容は，外来での初診患者とデイケアメンバー患者の臨床像の違いから，精神科治療のなかでの心理検査や心理療法の位置づけ，他職種との協働のあり方，薬物療法の種類までとその範囲は広く，時間が足りないこともしばしばあった。その場で筆者が繰り返したことは，実習で出会う事柄について「小さくても疑問を持つ」ことであった。

●疑問を大切に●

　多彩なプログラムへの参加は，不慣れさも手伝い，またたく間に時間が過ぎる恐れがある。たとえば，心理検査場面では，なぜ検査導入時に時間をかけて説明するのか，なぜこのバッテリーを組んだのかなど，疑問に思うことがあるだろう。その際，"その意味や目的はどこにあるのか"を考えながら観察してみるとどう見えるだろうか。情報を鵜呑みにするのでなく疑問を育てる体験は，今後の臨床場面においても，その意味や目的を考え，状況に合わせた行動をとれることへつながるように筆者は感じている。

　このように，疑問を持って自分なりの考えを担当者と話し合うと，検査の手引書や講義では得られない体験となり，実習生・担当者の双方にとって実りがある。実習終了後のＣさんは，大学病院において心理検査がこれほど重視され，大切に使われていることを知り，検査に対する自らのイメージが変化したことを報告してくれた。この振り返り体験をもとに，筆者が考える実習生に学んでほしいこと，心理職となって励んでほしいことを次に紹介していきたい。

▶3　実習参加への事前準備

（1）　心構え

　最も忘れずに持参願いたいものが，心構えである。実習生であっても，患者にとっては職員と同様に"病院の人"である。あくまでも，基本的マナーを備え，その"病院の人"として品位を落とすことのないように心がけられ

たい。また，分からないときには自己判断せず，必ず現場担当者に，至急時は最寄りのスタッフにたずねること。相手の立場に立った配慮を忘れないことを心がけてほしい。

(2)　精神医学の基礎知識

　大学および大学院で学んだ精神医学の総論および各論を概観し，代表的な精神科疾患の特性や治療を再確認して実習に臨んでほしい。診断について，DSM-5（アメリカ精神医学会が提唱する精神障害の診断と統計マニュアル）と，ICD-11（WHO〈世界保健機関〉が提唱する国際疾病分類第11版）ではどうなるのか，大まかでもその違いを知っておくことは知識の整理に役立つ。これらは診断基準が明確にされている点で，患者の症状を記述的に理解しやすい。

　また，器質性疾患や症状精神病など身体因に基づく精神障害は，心理臨床場面で最初に出会うことが多くないため，総合病院実習では特に押えておきたい。精神科に対する偏見や差別を生みだすこととなった歴史についても，ぜひ勉強してきてほしいと思う。

(3)　心理検査・心理療法の専門知識

　これは心理職の核となる技術であるため，詳細は類書に譲りたい。各施設によって重用される検査は異なるが，保険適用されている検査の種類の名称，特性を予習しておくと理解しやすい。心理療法においても同様だが，経験がなくても，どの疾患にどの心理療法が適用されやすいかなど，代表的な方法論を確認して臨むとよい。

 ## 4　実習体験を通した学びとは

　精神科実習は，実習期間によって学べることが異なるが，次に挙げるポイントをひとつの参考としてほしい。

(1)　精神科診察を通して

●精神症状のとらえ方●

　精神症状には，客観症状と主観症状がある。大熊（2008）によると，客観症状とは，私たちが知覚できる「行動」として表出された症状であり，表情，言葉，作業（心理検査など），作品などがこれに属する。主観症状は，患者が直接に体験するもので，観察者は患者の言葉による記述を通して間接的にしか知ることができない。医師は診察室で問診を通して，患者の主観症状を把握しながら客観症状を観察し，全体像をとらえていく。

　診察室に入室する患者を見ると，医師の前に座るときの様子でさえ，人それぞれにずいぶん違うことに気づくだろう。同じ状況であるからこそ，そこでの振る舞いや言動，医師とのやり取り，関係のとり方などから，その人がどのような苦悩を抱いているのか，あるいは周囲の誰が苦悩を抱いているのかなどの理解に近づきやすい。

　症状を苦悩の表れとみれば，その背景に何があるのか，なぜこの症状形成に至ったのかを考えるクセを育てることも，心理職として必要な能力だろう。決してミニ精神科医になることを勧めているわけではなく，精神症状は精神科臨床で働くうえでは共通言語であり，他職種と協働するためにも必要である。症状をとらえ，全体像を把握するプロセスをぜひ学んでほしい。

●臨床像の表現●

　臨床像を自分の言葉で表現してみてほしい。この作業は，実践能力を上げることに有用だと思う。自分がクライエントと出会うとき，いつも同じ場所ばかりとは限らないため，臨床像を自分の感覚や自分の言葉でとらえられると，臨床の“カン”や“におい”が育ち，応用が効くであろう。

(2)　心理職の業務・動き方を通して

●心理検査・心理療法の実施●

　精神科臨床で求められる業務のうち，心理検査能力は高く期待されており，医師から依頼を受けて行うことが一般的である。依頼方法は各施設に

よって異なるが，申込表の記載や口頭申し送りなどが多い。

　■検査目的の明確化──実施に際しては，医師のニーズをふまえて目的を明確にすることが肝要である。検査目的は，知能・発達水準の把握，性格傾向や病態水準の把握，鑑別診断の補助，治療方針の手がかり，治療効果の測定などが挙げられる。私たちはこれらの目的と患者の状態像を鑑みて，テストバッテリーを組んで施行する。患者への負担軽減を考えながらも，実施，解釈，報告，結果のフィードバックおよび活用という一連の流れを，丁寧にたどることが望まれる。

　■実施前の留意点──ここで特に留意してほしい点がある。それは，心理検査実施のあり方は，面接のひとつのパターンにほかならないことである。検査に込められたさまざまな空想へ配慮しながら実施できることは，心理職の強みでもある。導入前には，必ず検査について医師からどのように説明を聞いたか，何のために検査を行うのか，検査を受けることをどのように感じているのかなどを丁寧に扱う必要性を強調しておきたい。拒否的であったり懐疑的であったりする場合は，まずそのことを扱ったうえで実施したほうがよい。

　■受検者へのフォロー──心理検査は，人を理解するうえでは小さな窓口にすぎず，その人すべては知り得ないという限界を伝えておきたい。他の医学的諸検査と異なり，クライエントとの関係のもち方が，実施から結果フィードバックまでのプロセスに影響を及ぼすことがあり，受検に至った背景や検査状況により，結果が左右される限界もある。このことは，私たちが重々承知して臨まねばならない。検査後の疲労や不安などへの言葉かけも必要であり，入院患者の場合は，病棟スタッフへの連絡も欠かせないなど，配慮すべきことがたくさんある。

　■臨床接遇──こうした，患者とのラポールの取り方から検査後の精神的フォローまでの患者との一連のやり取りを，津川・北島（2005）は，臨床接遇と呼んでいる。臨床接遇は，講義や文献で学べないもののひとつであり，患者一人ひとりに合わせて微妙に周波数を合わせながら対応する技術であり，実習体験を通してよく観察し，学んでほしい。

　心理療法においても，臨床接遇の重要性は言うまでもない。心理療法が前

もって連絡なく依頼されることは，協働関係がスムースであれば，あまり生じないだろう。たいていはあらかじめ医師から相談があり，心理療法に適用可能かどうかを心理アセスメントを通して判断する。心理療法は，本人の動機づけも大変重要な要素であるため，その点も見逃さないようにする。

　■**検査結果のフィードバック**――もうひとつ留意してほしい点として，検査結果とその伝え方がある。結果の報告は，できるだけ日常的な言葉で表現することを心がけたい。日頃からできるだけ自分の言葉で臨床像を表現したり，最も目立つ特徴は何かをとらえられるような訓練が欠かせない。読み手の側は，難しい専門用語を解読して意味を考えられるほどヒマではない。多忙な臨床現場において，役立つものを提供できなければ意味がないし，あてにもされない。自戒の意味も込めて，肝に銘じておきたい点である。

　■**フィードバック面接**――可能であれば，フィードバック面接は検査者の実施が望ましい。もちろん，医師から伝えてもらうか，心理職から伝えてもらうか，選択するのは患者であってほしいのだが。筆者はフィードバック面接を希望された場合，患者にあらかじめ知りたいことが何かをたずねておき，そこに近づける情報から伝えていくようにしている。

　かつてある患者が，時間をかけて一緒に作業した検査結果を，担当者からほんの二言三言でまとめられて「え，それだけ？」と落胆したので，もう検査は嫌だと教えてくれたことがあった。患者が情報を望むのは当然のことなので，以降はフィードバック面接でも最低30〜60分を用意し，丁寧に説明している。これも，心理的援助のひとつであろう。

●さまざまな心理的援助●

　心理検査や心理療法は，心理職にとって心理的援助技術の中核にあたる。それに必要な構造を構築し，その意味をスタッフに共有されるよう働きかけることは，重要な職務のひとつである。コンサルテーションや危機介入，助言指導なども同様の職務である。

　それと同時に，構造化された設定で会うことだけが心理的援助ではないことを，再確認してもらいたい。ベッドサイドで話すことも必要な場合があるし，患者と治療者をつなぐ援助が必要な場合もある。

　たとえば，同行した回診で，自分が検査担当した患者と出会ったとする。回診の合間をみて，患者が自分に主治医への不満をもらしてきた。そのときどのように対応するかは，患者の年齢や病態，治療状況など諸要因を勘案しなければならないが，今の自分の役割を常に意識しながら，患者と主治医の治療関係へ帰着できるような助言，「そのことを，先生と直接話し合ってみてはいかがでしょう」「どんなふうに話すと伝えられるのでしょうか」など，言葉をかけてみるとどうだろうか。これも，患者と治療者を"つなぐ"ひとつの心理的援助であろう。

　施設の特性によっても異なるが，構造化された心理療法のみに尽力し，それ以外の援助を怠っては，チームの一員として機能しなくなる危険性があることに十分に留意すべきだと思う。

（3）　他職種との連携について
●周囲はみんな専門家●
　医療現場で働く人は，大半が何がしかの専門家である。Cさんが実習で出会った人は，精神科だけでも，医師，看護師，精神保健福祉士，作業療法士，心理職，ダンスセラピスト，陶芸家，病棟・外来クラークなど，数多く存在する。周囲と連携をとるためには，専門家である前に，まず"病院の人"として共通の役割を果たす必要がある。そのうえで，自分の専門性を押しつけずへりくだりすぎず，その役割を果たすことは，けっしてたやすくない。人との関係性のなかで仕事をし，説明努力を怠らない姿勢が大切である。
●他職種と協働するために●
　■共通の役割と専門の役割──それぞれの職種には，先に述べたように"病院の人"としての共通の役割と，"専門技術を発揮する人"という専門の役割がある。共通の役割は，あらゆる状況において柔軟に対応すべきもの（たとえば，デイケアでの電話の応対などもそのひとつ）であり，どの職種でも一様に果たすものである。一方，専門の役割は，それぞれの職種の独自の視点から専門性を発揮することである。

　以前，職場の医師から，心理職のなかには，病棟から無断で離れてしまっ

た患者をスタッフと一緒に探すことをしない人がいる，と聞いたことがある。これは極端な例かもしれないが，チームの一員としての自覚があれば自然に行動できるはずのことなので，今の自分の立場，共通の役割と専門の役割を，臨機応変に柔軟に使い分けて対応することが望まれる。

　■**他職種を知る必要性**――それぞれの職種の専門性を知ること，考えの違いを知ることは，協働には欠かせない。

　精神保健福祉士の場合，病気が患者の生活にどのような影響を与えるかという生活支援モデルの視点に立ち，患者を人と環境の両面からとらえようとしている。看護師の場合，元来は医師の診療補助を担い，患者の療養生活を支援する役割だったが，最近は多様化して，地域生活においてどのような問題が生じるかを発見し助言できるなど，医療モデルから生活支援モデルの両方の視点を持ちつつある。

　こうした違いは，他職種が集まって討論する際に感じられやすい。デイケアの集団活動で同じ患者の同じ振る舞いを見ていても，着眼点が異なりとても興味深い。自分と異なる視点からの意見は，患者の理解を立体的・多面的に行えるという利点があるし，何より協働することで，患者の QOL 向上という本来の目的に貢献できる。

　自らを振り返っても，他職種の守備範囲を実践的に理解できるようになると，心理療法でクライエントとともに袋小路に入ってしまいそうなとき，他職種に相談してヒントをいただいたり，具体的に支えてもらったりしたケースがあった。持ちつ持たれつ互いの考えの違いを知ることこそ，連携の早道

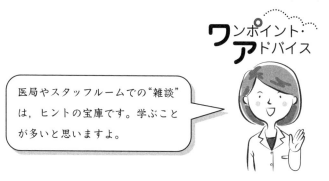

ワンポイント・アドバイス

医局やスタッフルームでの"雑談"は，ヒントの宝庫です。学ぶことが多いと思いますよ。

であり，実習生はカンファレンスや病棟活動・デイケア活動などの"場にいる"ことから，空気感を通して学んでほしい。

 未来の心理職に向けて

　これは，駆け出しの頃から今なお筆者も心がけていることばかりだが，将来，いろいろな領域で働くことになる方々にも，知ってもらいたいことをいくつか紹介したい。

(1)　原則，チームでの動きを念頭に

　チームでの動きは，病院臨床だけではなく，学校臨床や産業臨床においても重視されて久しい。頭では分かっていても，初心者は心理検査や心理療法のみに集中し，それらの技術が意味あるものとして機能するための環境調整力が不足しがちで，それに起因した失敗も多い。なかには"心理のことが理解されない"と被害的に感じたり，心理室に閉じこもってしまう人もいる。

　心理職の行う心理検査や心理療法は，閉ざされた空間における専門技術であるが，その空間を取り巻くスタッフの支えがなければ本当の役割を発揮できない。一例を挙げるなら，受付はすべての患者が必ず通過する場所であり，情報が集まる場所でもある。自分の不在時に，小さなことであっても，担当患者の動向を知らせてもらえるだけのネットワークがあると，どれほど助かるだろうか。

　つまり，組織内のつながりで環境が調整されてはじめて，閉ざされた空間での専門技術が意味をなし，目的的な機能を果たすようになる。そう考えると，チームで働く際に，私たちのエネルギーを"7割をチームに3割を患者に"注ぐことは，逆説的だが患者へ有益に働くのであろう。

(2)　自らの専門性を磨く──得意な検査や面接法の習得

　現場に出ると，ひとつひとつのケースが難解で，自分の判断が不安で心もとなく感じるものである。

　たとえば，知能・発達検査では，その施設の対象患者に対応したものを集中して学習し，単に IQ や DQ を出すのではなく，プロフィール分析から理解できる特徴をとらえて，その後の治療に活用できる分かりやすい解釈所見を作成することが，ひとつの目標であろう。そのうえで，患者にフィードバックできる技術を育てることが必要となる。

　こうした技術は，文献や講習会，カンファレンスへの参加により学習を積むとともに，やはりスーパービジョンが欠かせない。心理療法は，さらにスーパービジョンが必要であり，その重要性はきわめて高い。

　昔からよく言われているが，熟練者になると，いかなる技法の人でもやっていることに大差はないのだと。しかしそれには，まず自分の拠って立つ方法を獲得できるように鍛錬を重ね，磨きをかけていく以外に道はないと思われる。自信がないからといって，意見を求められたときに何も言えないことのないよう，専門性を磨き，役に立つ心理職として機能することが望まれる。

（3）　自分の視座をつくること，それ以外の視座に気づくこと

　これはどちらも重要である。自分の視座がなければ，他の人の意見に振り回されて，意見を求められるたびに違う話をして信頼を失うだろうし，別の視座に気づかないと，そのために失敗する可能性もある。このことは，若手の心理職が，患者の生きにくさや病理を心因説にのみ基づいて判断しやすいこととも関連する。かつての職場の医師が，駆け出しの筆者に教えてくれたことがある。「一見して心因に見えるものは，器質因や身体因を疑いなさい。反対に，一見して器質因や身体因に見えるものは，心因を疑いなさい」と。

　ある 40 代の内科病棟に入院する女性患者が，外来を受診した。同室患者の世話を焼き，詰所を頻繁に訪れたり，看護師が自分にはあまり声をかけてくれないと怒ったり，スリッパで大きな音を立てて歩くなどの行動が目立ち，内科病棟からの要請で受診した人であった。それらは一見すると，性格的特徴に起因した問題行動に見えた。しかし精神科医の診察で，現病歴を丁寧に聴取していくなかで，罹患している病気や治療の内容，服薬状況が明ら

かになった。彼女は症状精神病の初期であり，ある薬剤の副作用で症状が出現したことが分かった。症状精神病患者の振る舞いのうち，軽いものは性格的な問題ゆえと見えることがある。だとすれば，他の患者や病棟スタッフにまで影響を与えてしまうので，病棟からの要請でやってきたことも納得できるわけである。このようなとき，心理職が橋渡しできるかどうかも日頃のチームのあり方，連携の取り方いかんによるのだろう。

　当時の筆者は，身体因性の精神疾患についてはほとんど知識がなく，自分の視座のなかではまったく想像できなかった。この例は確認できたため訂正できたが，そうでなければ最も迷惑を被るのは患者である。それ以来，その医師の言葉は折にふれて筆者のなかに登場し，注意を促してくれている。"いかにも"に見える思い込みに気づけるようになりたいと思う。

6 おわりに

　病院臨床の醍醐味とは何かと自らに問いかけると，筆者はチームで関われることと，人の変化に立ち会えることだと思っている。本稿は，筆者が中堅世代に至るまでの大学病院時代の経験を省みつつまとめたものだが，未来の心理職となる方々にひとつでも役立つことがあればと祈っている。

　Cさんの実習体験は，座学では得られない学習となり，数年たってからも思い起こす，濃密な時間だったという。これは，ひとえにCさんのセンスや向学心の表れだが，人は面白いと思えると自発的に動き出すものである。

　思い起こせば，こうしたCさんを育てているB先生の姿勢は，実習を気持ち良く"引き受けよう"という筆者の自発的な思いへとつながっていた。指導者のこうした姿勢は，学生の向学心を導き，人と接する仕事に就くうえでの身近なお手本なのだと改めて実感している。

　本稿を終えるにあたり，実習体験を題材にすることを快諾してくださったCさん，およびB教授，ならびに実習を一緒に引き受け協働してくださった，関西医科大学附属滝井・枚方病院精神神経科の皆様に心から感謝申し上げます。

本章の要点

1. 実習生も患者にとっては"病院の人"であることを忘れないように。基本的マナーと品位を保つことを心がけ，相手への配慮を忘れない心構えを持ってほしい。

2. 実習体験を実りあるものにするため，小さな疑問を大切にする。情報を鵜呑みにせず，状況に合わせて判断し，行動する訓練にもなる。メモ程度でよいので記しておくと，後々役立つだろう。

3. 他職種との協働では，専門の役割と共通の役割の両方を果たすことが重要である。また，心理の専門性以外の情報も取り入れることが望ましい。

Summary Abstract

引用文献

大熊輝雄（2008）．精神症状の種類と把握のしかた――主観症状と客観症状．現代臨床精神医学（改訂第 11 版）．金原出版，p. 19.

津川律子・北島正人（2005）．精神科臨床サービスにおける臨床心理士の新人教育．精神科臨床サービス，5, 67-70.

読んでおきたいブックリスト

藤山直樹・笠井清澄編著（2020）．こころを使うということ――今求められる心理職のアイデンティティ．岩崎学術出版社

（多職種協働が謳われるなかで，心理職として機能するために本当に必要なこととは何かを考えさせてくれます。）

津川律子（2018）．面接技術としての心理アセスメント――臨床実践の根幹として．金剛出版

（筆者の臨床家としてのヒストリーが浮かび上がってくる論文集です。知識と実践をいかに繋ぐか，初学者の学び方が非常に参考になります。）

第**11**章　送り出す教員の立場から

［生塩詞子］

 1 はじめに

　これまで臨床心理士養成課程における臨床心理実習では，附属の学内臨床心理施設の実習だけでなく，必ず学外の臨床心理関連施設での体系的な実習を行わなければならなかった。2018年度よりスタートした国家資格である公認心理師の養成課程では，学部での心理実習も大学院での心理実践実習も，臨床業務が行われている現場である学外での実習を行うことが求められており，保健医療，教育，福祉，司法・犯罪，産業・労働の5つの分野のなかでも，保健・医療分野の医療機関における実習は必須とされている。一般社団法人日本臨床心理士会第3期後期医療保健委員会（2019）によると，心理専門職が活躍する医療機関は精神科病院や心療内科，総合病院だけでなく，小児科や産科，婦人科，緩和ケア科など非常に幅広いとされているが，心理専門職養成課程における「外部実習」では，精神科領域における実習は特に重要であろう。

　ここでは，精神科病院実習における，①事前学習（実習前指導），②実習計画の立案，③実習（現場研修），④事後学習（実習後指導）の4点について述べていく。

2 事前学習

　まず，「医療保健領域における心理職の業務（第2版）」（一般社団法人日本臨床心理士会，2020）を用いた学びから始めるのがよいだろう。2022年現

在，一般社団法人公認心理師養成機関連盟より，公認心理師「心理実践実習」（大学院）の手引き（2020年1月版）が公開されており，さまざまな大学の例が示されている。筆者が現在勤務している大学においても，「心理実践実習の手引き」を作成し，各実習での学びの目的を示している。実習中における勤務態度については，手引きのほかに「精神科病院実習の留意点に関するノート」（恒吉，2005）や「臨床心理実習マニュアル」（友久・吉川，2013）を用いて，心理に関する支援を要する者（以下，要心理支援者）との接し方などに関する留意点を学ばせている。

　昨今では，SNSに関するトラブルがさまざまな実習で報告されているため，実習期間中のSNS利用の禁止や個人情報保護などの，倫理に関する指導には力を入れている。筆者が勤めている大学院では，実習全般に関する誓約書のみでなく個人情報保護に関する誓約書の，2種類を用いている。

　また，各実習先に関する事前学習としては，以下の点について学びを深めている。

①正式名称・所在地（公共交通機関を利用した際の行き方を含む）
②設置主体（国立・県立・市立・私立など）
③設置目的と事業内容（利用者・要心理支援者，支援のためのプログラム等を含む）
④利用者ならびに利用者の概要
⑤利用者理解のための基礎的情報（疾患について等）
⑥職員構成（どのような職種で構成されているか，他職種の仕事内容等）
⑦心理職または心理に関連する職種の役割と具体的な業務内容
⑧地域との関係（立地条件，地域との関わり，地域支援等）
⑨実習における目的（実習計画の立案：見学すべきポイントや質問の事前整理）
⑩施設の設置と業務にかかわる関連法規

　このうち⑨が，次節の実習計画の立案に関することである。学部の心理実習においても⑤と⑧以外の事前学習を行っているが，大学院においては，実習施設の概要として，③に施設の運営方針や理念を加え，⑧の地域支援も深く掘り下げて事前学習することにより，実習先の医療機関がその地域においてどのような位置づけにあり，そのなかで心理専門職がどのような役割を果たしているのかについて深く学んでいる。

3　実習計画の立案

(1)　実習計画作成の意義

　大学側からであれ実習現場からであれ，与えられた実習内容をこなすのみでは，実習生である大学院生は“お客様意識”を持ちやすくなってしまうのではないだろうか。現場の一員である実習生としては，積極的に実習に参加し，主体的に学び取る姿勢が重要であると考えられる。そのため，まずは実習生自身が事前学習を通して，臨床現場で行われていることのなかで何に興味関心があるのか，実習で何を学びたいと考えているのかといった，自分自身のニーズを把握することが必要であると思われる。

●実習ノート●

　“何となく”実習に参加するのではなく，実習生自身が実習における目的意識を明確にし，実習生の“体験・経験”をより実り多いものとするためには，実習ノートが有益であると考えられる。臨床心理士が養成されはじめて30年以上が経過し，公認心理師養成のための手引きにも実習の記録（実習ノート）が例示されている現在では，実習ノートの取り扱いに困る現場はほとんどないであろう。実習の目的や日々の実習日誌を記載する欄は，多くの実習ノートが採用していると思われるが，どのようにすればその目的が達成できるのかということを具体的に考える方法として，「実習計画の立案」における指導が挙げられる。この実習計画書については統一されたものがなく，どういったタイミングで実習計画書を実習先に提出するのかについては，実習先によってもさまざまである。

●実習生にとっての意義●

　臨床心理士のみを養成していた時期ではあるが，実習終了後，実習生に実習計画を立てて参加した感想を尋ねると「目的意識を持って実習に臨めた」「実習後，報告書（レポート）を作成する際，目的に沿って書けるため，振り返りもしやすかった」という意見が得られた。これらのことから，実習計画を作成することは，実習生にとって有意義であると考えられる。

　また，実習計画なしで行われた実習では，「実習最初のオリエンテーションで，自分たちの興味関心や何をしたいかといった意見を，かなり時間をかけて聴いてくださり，それに基づいてプログラムを立ててくださった。事前に作成した実習計画があれば，先方がプログラムを立てやすいかもしれない」という意見が，事後指導の際に報告されたこともある。そこで，ここ数年はオリエンテーションを実習開始の約1カ月前に実施していただき，実習として組まれているプログラムから実習計画を立案する形式を採用することが多い。

　しかし，事前学習のみで実習計画を立て，実習開始1カ月〜2週間前までに実習計画を郵送する実習先もある。こういった実習先は，実習生のニーズに可能な限り沿うかたちで実習プログラムを組んでくださることもある。

　どちらにせよ，送り出す教員としては，実習計画書を作成していくなかで，実習生の実習に対する動機づけが高まり，現地での実習が実り多きものになってきていると実感している。

(2)　実習計画の立案について

　ここで，筆者が所属していた／所属している大学院における，事前学習の後に作成している「実習計画書」について紹介する（図11-1および図11-2）。

●実習のテーマを考える●

　まず，大まかな実習テーマについて記載する。これは就職活動において，「なぜ弊社を志望したのですか」といった質問への回答に似たものがあると

実習計画書

氏　　名	安田　純子 （仮名）
所　　属	○○大学大学院　△△研究科　心理学専攻
種　　別	保健医療領域
施設・機関名	医療法人Ｙ　　Ｚ病院
実習期間	20XX年○月○日 （月）～20XX年○月○日 （金）

実習のテーマ

　身体症状があるにもかかわらず，内科を受診しても原因が分からない場合や，特有の精神症状があることで，日常生活を過ごしていくことに困難さを感じる場合に精神科病院を受診すると考えられる。精神科病院では，薬物療法，心理療法，作業療法などの治療法を用いて，元の日常生活を取り戻せるよう支援するチーム医療が行われている。チームには公認心理師も加わっており，心理職としてどのような役割を担っているのか学ぶとともに，他の専門職の方とどのようなチームアプローチを行なっているのか，心理に関する支援を要する者（以下，要心理支援者と示す）への働きかけについてについて学びたい。また，Ｚ病院には児童思春期専門外来においてユニークな取り組みがされている。医療・福祉領域や子どもについて関心を持っており，どのような子どもが精神科病院へ受診するのか，特徴についても学びたい。

実習の意義と目的 （達成課題）

①実習の意義：精神科病院へ入院・通院・通所されている要心理支援者の中には統合失調症やうつ病，摂食障害，不登校・ひきこもりなど，不適応状態となる前の日常生活や社会復帰がなかなかてきず，治療が長引く方も多いと思われる。そのような要心理支援者を心理専門職として支えていくためには，適切な対応方法を学び，かかわりの中から支援のニーズを把握，現在の心理状態を考察し，支援計画を立てていく必要があると考えられる。また今年度はデイケアでの実習が中心となると伺った。デイケアに通われている方々の就労や社会復帰に向けて心理専門職がどのように支援に繋げているのか学ぶ必要があると思われる。

①目的：デイケアへ通院・通所される要心理支援者の方々が抱える精神疾患や障害についての理解を深め，心理専門職としての関わりや，より適切な支援計画の立案ができるようになる。

②実習の意義：要心理支援者の方でも，デイケアへ通院・通所されている方と，病棟に入院されている方では症状の経過や社会復帰へのプロセスや異なるのではないかと考えられる。

②目的：入院されている要心理支援者に対する理解を深め，デイケアにおける要心理支援者の方との支援や対応方法の違いについて学ぶ。

③実習の意義：精神科病院では，医師，看護師，精神保健福祉士，作業療法士，公認心理師など様々な専門職がチームとなり，要心理支援者の治療にあたることが多い。Ｚ病院では発達障害専門プログラムに心理職が加わっていたりと，他職種と心理職が連携する機会が多々あると思われる。そのため，心理職がチームの中でどのような役割や業務を行っているのか理解していく必要がある。

③目的：精神科病院での心理職の役割や業務，多職種連携について学ぶ。

図11-1　実習計画書の例

実習の達成課題（目的）および方法

　以下3点について，要支援者との関わりや観察や体験し考察したことを日誌にまとめ，ご指導・ご助言を頂き，それをもとに自己の課題を見つける。そして，実習を通して自分自身に足りていない点を補っていき，心理職に求められる技能を習得していくことを達成課題とする。

①目的：デイケアへ通院・通所される要心理支援者の方々が抱える精神疾患や障害についての理解を深め，心理専門職としての関わりや，より適切な支援計画の立案ができるようになる。

方法：デイケア内で要心理支援者とコミュニケーションをとらせて頂く中で，臨床像やお話をされている時の表情，動作，話し方をしっかり観察し，その時感じた印象をとどめておく。やり取りの中で要心理支援者の心情を言語・非言語的にくみ取り，アセスメントする。デイケアで働いておられる心理職の方がどのように要心理支援者の方と関わっておられるのか観察し，支援計画について考察する。

②目的：入院されている要心理支援者に対する理解を深め，デイケアにおける要心理支援者の方との支援や対応方法の違いについて学ぶ。

方法：心理専門職の方をはじめ，病棟で働いていらっしゃる他職種の方に病棟に入院されている要心理支援者の病理や症状とその経過についての特徴についてお話を伺う。もし見学だけであっても病棟に入る了承が得られれば，入院されている方の病棟での過ごし方や専門職の方々の対応などを観察し，デイケアでの自身の体験と比較しながら考察を行う。

③目的：精神科病院での心理職の役割や業務，多職種連携について学ぶ。

方法：もし了承が得られれば病棟でのチーム医療も見学させて頂きたいが，デイケアでのプログラムやカンファレンスの参加を通して，医師，看護師，精神保健福祉士，作業療法士，公認心理師・臨床心理士の方がそれぞれ具体的にどのような業務をされているのかを把握し，多職種連携についての理解を深める。他の専門職の方が心理職に求められていることや果たす役割について考察する。

　最後に，Z病院で実習をさせて頂くにあたって，要心理支援者の方への安全面や配慮を忘れずに丁寧な関わりを行っていく必要があると考えている。また，要心理支援者のための時間と場所であることを大切にし，侵襲的にならないよう十分に配慮する必要がある。これらのことを念頭に置き，要心理支援者と関わらせて頂きたいと考えている。

事前学習

実習担当教員印（　　　）

記載について
実習先や要心理支援者の方々への感謝の念を忘れないよう，礼節を尽くす表現を心がける。

達成方法
ともすれば，「関わりを通して」「観察し」「お話を伺い」を多発しがちである。
実習日誌を有効活用しよう。
「4　実践について」の「(2)　実習ノート（日誌）について」の節を参照のこと

事前学習
本学では学んだ内容を論述するのではなく，厚生労働省のWebサイトや実習先のホームページ，多職種連携に関する書籍や論文などの，文献リストを記載し，事前学習の資料を実習ノートと同じファイルに綴じている。

図11-2　実習計画書の例

考えられる。就職活動は自身がその会社を受けることを希望しているが，実習はそうとも限らないであろう。ただ，実習先が希望によるものなのか否かにかかわらず，その実習先で何を学びたいのか。実習生自身の興味関心もさることながら，時代背景や社会情勢をふまえるのもよいであろうし，その実習先ならではの学びは何かないのか，しっかり考えてみてほしいところである。

(3) 実習の意義と目的

　ここでは，実習の大まかなテーマに即して，2〜3つ程度，具体的な目的を立てる。公認心理師養成のための心理実践実習の場合は，文部科学省・厚生労働省が示している「心理実践実習の目標と内容」を確認し，それに照らし合わせて書くとよいだろう。具体的な内容は本書の他の章に詳しく記載されているため，ここでは割愛するが，そのなかでも精神科病院の実習であれば，"チームアプローチ"や"多職種連携"についてはぜひ学んでほしいところである。

●伝える力●

　野末（2018）は，心理専門職以外のさまざまな専門職と連携・協働して，患者・要心理支援者の治療・支援や改善・成長に役立つためには，"伝える力"，すなわちコミュニケーション能力が重要であると主張している。心理専門職としては，心理学の専門用語を極力使わずに他の職種に分かりやすく説明したり，あるいは心理専門職としての説得力のある意見を述べなければならないため，「聴く」スキルだけでなく，「伝える能力」も非常に重要であるとしている。

●アサーション●

　この「伝える能力」の1つとして，野末（2018）は，自他尊重の自己表現であり，自己と他者が異なる個性を持った存在であるということを大切にするアサーションを取り上げている。アサーション・トレーニングは一部の対人関係に困難を持っている要心理支援者にとって重要なものと思われがちだが，心理専門職が多職種連携という難しい状況のなかで，心理職とは異なる

他の専門職の話を理解し，心理専門職としての意見を伝え，さらには葛藤が生じたときの解決のためにも習得したいコミュニケーション・スキルだと主張している。

●コミュニケーション・スキル●

　実習生のなかには，子どもであれ，大人であれ，高齢者であれ，要心理支援者の方々とのコミュニケーションは非常に上手であるが，病院スタッフや他の専門職とのコミュニケーションがなかなかできない人もいる。実習の現場ではアセスメントや支援計画といった点だけでなく，"チームアプローチ"や"多職種連携"を通して，専門職同士のコミュニケーション・スキルの獲得も目指してほしいものである。

(4)　実習の達成課題および方法

　実習計画書のフォーマットを作成するにあたり，先達に学べという姿勢のもと，精神保健福祉士や社会福祉士の実習ノートを参照し，「実習の意義と目的」だけでなく，その目的（課題）を達成するための方法も明記させる欄を設けた。

　自身の立てた実習の目的（課題）は，どうすれば達成することができるのか。漫然と実習に参加するのではなく，より具体的な方法を考え，記述してもらっている。具体的な方法を考えることの有効性についてはエビデンスがないため，今後実証的な研究を行う必要があると思われるが，これはスポーツで言うところの，イメージトレーニングに近いものがあるのではないかと考えている。実際に実習に入る前に，実習期間中にどう自分自身が動くのか，できるだけ具体的にしっかりイメージしてもらいたいと思っている。実際の現場では，イメージどおりに動けることのほうが少ないかもしれないが，それはそれでよいのである。そのギャップもまた学びを深めることができる実習の醍醐味であろう。

4　実習（実践）について

（1）　実習に臨む姿勢について
●計画にとらわれない柔軟性●

　上述した実習計画は，ただ実習に参加するのではなく，実習生自らが実習の目的を明確にし，より実り豊かな実習にするためのものである。

　しかし，実際の病院実習では，実習前に設定した目的や目標，課題達成のために立てた方法に“固執しない柔軟な姿勢”が必要であると思われる。これは一見，矛盾しているように思われるかもしれないが，事前学習はしょせん事前の学習であり，計画も計画にすぎない。先輩の実習報告を聞いて，実習内容をより具体的にイメージしたり，事前学習で実習先の施設で行われているプログラムやアプローチや疾病などについて学んだりしたところで，現場には現場に入らないと分からない雰囲気があったり，予想していたものとは違うアプローチがあったりする場合もあるだろう。実習先で実習担当者や臨床心理士から受けるガイダンスのなかで，事前学習では知り得なかった情報がもたらされるかもしれない。その際，計画に入っていなかったからといって新たな情報を受け流すような実習生はいないであろう。

●現場から学ぶ●

　Corey & Corey（1998）は，実習先の現場を自分に適合させようとするのではなく，自分をその場に適合するよう提案している。何を学ぶか，あるいは何が自分にとって役立つのか，事前に決めてしまわないようにというのである。実習に参加する前に明確な目的意識を持つことは，実習現場において主体的・積極的に関わるためにも重要であると考えられるが，具体的な目的を持った自分に現場を合わせようとするのではなく，臨床現場で出会うスタッフや患者から何かを学ぶオープンな姿勢を持ち，現場で行われている“生きたやり取り”のなかで学ぶということが重要なのではないだろうか。

　特に，自分が希望していた実習先でなかったり，期待していた実習内容とズレていた場合に，“目的を立てた自分”に固執していると，視野を狭めて

しまう可能性がある。どんな現場であっても，相手が誰であっても，そこから何かを学ぶ姿勢を持つべきだと考える。

●クライエント自身を見る●

　こういった柔軟で臨機応変な姿勢は，個人の心理療法としてクライエントをアセスメントする際にも通じるものと思われる。筆者は大学院時代，訓練の一環として担当した事例論文を1年に1本執筆する機会を得た。事例を理解し，考察を深めるために多くの文献を読み，さまざまな理論を学んだ。

　ある事例論文のコメントのなかで，「よく理解をしていると思うが，理論にクライエントを当てはめてしまっては，実際のクライエント像が見えなくなってしまう危険性がある」とご指摘いただいたことがある。何かを理解する際のバックボーンとして理論や仮説は重要であるが，それにこだわりすぎると"生身のクライエント像"からかけ離れてしまう危険性について実感した。

　病院実習の現場においても，個人で行う心理療法においても，理論や知識だけにとらわれない姿勢が肝要である。

(2)　実習ノートについて

●実習ノートの役割●

　実習ノートは，実習生自身が自分の実践を記録し，振り返ることによって客観的に自分の実習体験を深められたり，"気づき"の感性を養う手段ともなりうるものである。それと同時に，実習現場の担当者や大学において指導を受けられるツールとなるものでもある。そういう意味では，実習者自身にとっても，指導する側にとっても，大きな意味を持つものである。

　このような実習ノートの記録としての性質は，「アサガオの観察記録」のように，客観的事実のみの記録は「観察記録」，一日の行動や出来事，気持ち，感じたこと，思ったことを縷々書き連ねたもので，書き手自身の主観で書かれる「日記」，相手があるため，相手に理解できるように伝える「手紙」，の3つの要素を含んだものであるという（岡田ら，2002）。

●実習ノートへの記載事項●

　実際の実習ノートを見てみると，時系列的に一日あったことを羅列的に書かれているものもある。実習ノートは，何をしたという単なる体験記録ではない。観察したり体験したこと（客観的事実）について，何を感じ，何を考えたかといった主観的な側面も書く必要がある。具体的には，事実に即して考えた，感じたことを「〜というやり取りから，〜であるという印象を持った（〜であると感じた）」といったようなものである。しかし，この段階までの記録では，感想文に近いものなってしまう。

　実習ノートでは，事実から感じたこと，気づいたこと，疑問点などをこれまで学んできたことと照らし合わせながら考察し，次の課題としては，何が考えられるのかといった考察も，盛り込んで書くほうがよいと思われる。

　また，体験したこと，気づいたことを何でも書けばよいというものではない。印象に残ったこと，考えさせられたこと，指導を受けたい内容など，数個のエピソードに絞ったほうがよい。当日の実習目的があるのであれば，実習目的に沿って書くべき内容を取捨選択していくとよいだろう。

●実習ノート（日誌）例●

　自助グループに参加した際の実習ノート（日誌）を，図11-3に例示する（実習内容については，実習者の内省等が損なわれない程度に改変した）。実習の目的が明確であり，その目的に沿った報告や考察がなされている。実習内容としては，デイケアに参加というものであったため，より体験的に気づくことも多く，目的も立てやすかった可能性も考えられる。

　この実習ノートでは，実習体験を通じて，“自己に向き合う”考察がなされている。実習であれ担当するケースであれ，体験学習を通じて自己理解を深めることも，実習生に求めたい点である。

●仮説検証型の視点●

　ここで，「本日の実習課題（目標）」が，それまでに行った実習とつながっている点に注目したい。実習計画の立案において述べたような，実習に入るまでに目的を立てるといったアプローチを研究における姿勢とした場合，仮説検証型のアプローチといえるであろう。事前に情報や理論から仮説（目

実習日誌　　　X年　Y月　Z日（○曜）

本日の実習課題

女性のつどいとアルコール・デイケアの違いを感じる
（女性の集い：アルコール依存に限らず，女性による女性のための女性の集い）

時　間	実　習　の　流　れ（時間の経過に従った実習内容を具体的に記入）
9：00～ 9：20	デイケア課・相談課　申し送り
9：30～10：30	これまでの実習の振り返り
10：30～12：30	アルコール・デイナイトケア：創作活動（陶芸）
13：30～15：20	アルコール・ミーティングおよびミーティング振り返り
15：30～18：00	アルコール・デイナイトケア
18：45～20：00	夜間集会

【実習所見（課題の達成度，疑問，反省など）】

〈継続ケース〉

①午後からのアルコール・ミーティングでは，自分が飲酒したことを正直に語るメンバーさんが何人かいたので，とても驚いたが，それだけ他のメンバーさんを信頼していること，信頼しているからこそうそをついて飲んでいないふりをすることの方がきついことだというスタッフの話に納得した。アルコールのデイケアにしても女性の集いにしても，スタッフは「飲んじゃダメ」とは決して口にせず，「禁止」として決まっていても頭ごなしに禁止する姿勢ではないことが意外だった。飲むかどうかはあくまでも本人が決めることとしており，かといって他のメンバーに悪影響を与えたり飲酒が続く人はやめてもらうという一貫した揺らぎのない態度は，厳しい分，目標になるものだと感じた。やはり，依存症からの回復のためのものであるため，医療側が指導したり指示していると，依存の対象が変化するだけなのかもしれないと思った。患者さん次第という点でとてもやっかいな疾患だとも感じた。

②ミーティングの際，質問として私はメンバーの方々の気持ちや考え（ネガティブなこと）を問うものを出したものの，辛いことを話させるのは悪影響かもしれないと思い，実際ミーティングでもメンバーさんは他の質問（デイケア参加のきっかけ等）へ回答される人が多かったことから，やはりよくなかったのかなと反省した。しかし，スタッフの方から「辛い過去があって今があるし，過去を忘れてしまっては治療にならない」と教えていただいた。思い返してみると，これまで私は日常生活でも実習でも，大学のケースでも，みな同じように「ネガティブな感情を引き出して嫌な気持ちにさせてはいけない」という態度だったと気づいた。病院やケースではネガティブな気持ちにさせないのではなく，そうなった際に自分がどう向き合い，寄り添っていくかの方が重要ではないかと考えた。正しいかどうかは分からないが，やってみようの精神で挑戦していきたい。

《担当者所見》
（省略）

担当者　㊞

以前に実習した内容との比較を目的とし，視点が定まっている。どういった点に注目したいのか，より具体的な内容が含まれていると，さらに焦点が絞られると思われる。

目的に沿って，女性のつどいとアルコール・デイケアにつなげながら考察が書かれている。違いは見られなかったという結果としてとらえたのか，より目的に沿って書くと良いと思われる。

実習を通しての気づきが，日常生活や，ケースに対する自分の姿勢とつなげて考察されている。より深い気づきが得られたことがうかがえ，そこから今後どのようにしていきたいかまで書かれている点も良いと思われる。

図 11-3　実習日誌例

的）を立て，それがどうであるかを実習を通して学ぶという方法である。
　しかし，その仮説（目的）がたとえ十分かつ明確なものだとしても，実際に実習"現場"に入って経験されることとの間には，大きな差があるものである。もし，この差を無視したまま実習を続けることになれば，それはすでに述べてきた点とも関連して，まさしく臨床"現場"実習とは程遠いものとなる。そこで，もうひとつの研究における姿勢として，フィールドワークにみられるような仮説生成型の視点を導入することが，より有益であると考えられる。

●仮説生成型の視点●

　まずは，事前に立てた仮説（目的）も含みつつ，現場で起こる多様な事象に身を浸しながら，全体を俯瞰（全体観察）するなかで観察の焦点を定め，第１段階のデータ収集を図り，集まってくるデータ（観察結果）を集めると同時に分析する。そうすることで，第２段階のデータを，どこに焦点づけて集めるかが導かれてくるというものが，仮説生成型の視点である（箕浦，1999a）。
　仮説検証型は，仮説から外れたものは検証されない（されにくい）のに対し，仮説生成型では，データ収集を通してより新たな仮説を設定しやすいのではないだろうか。このようなアプローチをするためには，目の前で繰り広げられる現象から意味あるものをキャッチする力，すなわち「見る力」を養うことが必要であるとされている（箕浦，1999b）。この"観察"という姿勢は，心理臨床家を目指す実習生にも，ぜひ養ってもらいたい基本姿勢である。

●リサーチ・クエスチョンの活用●

　また，箕浦（1999b）は，「観察力」と「問いを発する力」は表裏一体であるとしている。漠然かつ乱雑に見える現象から何かを読み取るためには，観察を始める前に，①どのような目的で（why），②何を（what），③どのように（how）見るのかといった，リサーチ・クエスチョンが必要であるとしている。この視点で考えてみると，例示した実習ノートはこのリサーチ・クエスチョンを用い，実習を通して新たな問題点や仮説（目的）を立てたとも考えられる。図11-4に示したように，目的を立てて観察し，データ収集をす

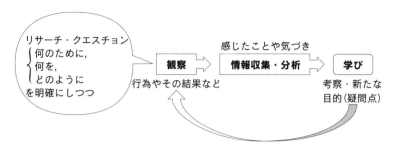

図11-4　リサーチ・クエスチョンを用いた観察による目的（仮説）生成の循環モデル

るなかで得た気づきや考察が，また次の観察目的を導くといった姿勢が，実習生に求められているものではないだろうか。

5 事後学習（実習後指導）

ここまで実習計画の立案から実習ノートまで，言葉で記すということを述べてきたが，牧（2014）は，臨床心理士の養成における言語化困難な暗黙知ともされる「実践知」について述べている。言語化が難しいとはいえ，個別的で具体的な体験に自らが徹底的に向き合い，体験を他者に「語る」ことを通して，その主体としての「個」のなかに実践知が生まれてくるとしている。

さらに，自分自身の実践について省察する「行為についての省察」だけではなく，臨床実践中に何を感じていたかという「行為のなかの省察」が重要であると主張している。実習者自身の体験を他者に伝えるために言葉を用い

ワンポイント・アドバイス

疑問に感じたことは，「こんなことを聞いていいのかな」などと気にせずに，積極的に質問をして，理解と学びにつなげてくださいね。

て振り返る作業は，読み手を意識して書く記録である「実習ノート（日誌）」を記すことにほかならないだろう。

　事後学習では，これらの実習ノートを通しての気づきや実習指導者からのご指摘も踏まえつつ，実習全体を総括していくこととなる。授業においては実習報告を課しているが，その際，可能な限り「事例」を取り上げて報告してもらうことにしている。実際にケースを担当することは難しいとしても，病棟や開放病棟で過ごすなかで，関わり方の難しかった事例について報告し，授業に参加している他の大学院生と実習担当教員全員で，要心理支援者の理解や対応方法について一通り議論する。議論した後に，現場の実習指導者の見立てと対応などについて報告してもらっている。中には壮絶な体験を初対面で語られたことによって，心がざわついたり傷ついたりする大学院生もいる。実習生の体験を全員で共有し，フォローするという役割も担っている。ただし，この事例報告という事後指導は，個人情報保護および倫理の観点から，実習前に実習先に「事後指導にて事例検討をしたい」と申し入れ，許可が出た実習においてのみ可能であることも申し添えておく。

6　おわりに

　公認心理師といった心理専門職は，自身の課題を発見し，その課題に向き合い解決していく姿勢が重要であるとされている。病院実習を通して，言語化しにくい部分も含めて「省察」していくことで自分の課題と向き合い，どうすればその課題を解決することができるのか考え続ける貴重な材料を得られるのではないだろうか。

　精神科病院実習について，実習計画の立案や実習ノートの活用などを中心に述べてきたが，上述したような実習における姿勢以外にも，最後にぜひ心に留めておいてほしい姿勢が3つある。

(1)　失敗を恐れない姿勢と指導を仰ぐ姿勢

　まず1点目は，「失敗を恐れない」ということと，「指導を仰ぐ」というこ

とである。

　実習中は，周囲を専門家が取り巻いている臨床現場にいるのであり，言わば守られた空間にいるのである。非常識な挑戦をするのは遠慮してほしいが，「なぜ～といった関わりをするのだろうか」など，疑問に感じたことは積極的に質問し，理解と学びを深めてほしい。筆者自身，実習生であった頃，「初心者の素朴な疑問ほど，基本的なことを突いてくることが多い。遠慮せずいろいろ聞きなさい」と指導されたものである。

　失敗を恐れない積極性も大切であるが，「実習生」という立場を忘れてはならない。要心理支援者の方と関わる際，さまざまな場面に立ち会うことになるだろう。入院されている方が参加するプログラムで不安定な様子の方がいらしたとして，この場にいるのが辛いのではと考え，よかれと思って一緒に部屋を出たり場所を変えたりするかもしれない。しかし，その入院患者の方について熟知していなければ，その場所を離れることが治療的・援助的な関わりであるかどうかは不明である。実習生自身で判断して動くのではなく，日頃から関わっているスタッフの方に対応について指導を仰ぐのがベターであろう。近くにスタッフがいない場合は，せめて事後でも報告すべきだと思われる。ただし，いちいち対応を聞くというのも学びが半減してしまいそうである。どういう状況だと対応について指導を仰いだほうがいいのか，その線引きについても，各自実習の中で考えてみてほしい。

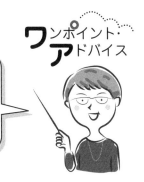

ワンポイント・アドバイス

「～でいっか」といった姿勢は学びを狭めます。また，要領や効率の良さよりも，無駄と思えることに大切なことがあったりします。

(2)　フラットでオープンな姿勢

　2点目は「フラットでオープンな姿勢」を保つことである。

　稲垣ら（2021）は，スタート地点に位置する初学者の不安は非常に高く，傷つきやすいため，多くの初学者は問題を単純化したり，簡単に学べる方法を選んだりすることを求めるが，こうした簡略化は専門家としての発達を妨げることになると述べている。分からないからこそ，フラットな気持ちで純粋に相手の話を聴けるのではないかと思われるが，人は一般的に分からないことに対する耐性が低く，何かをつかみたくなるようである。こういった不安によって物事をマニュアル化してとらえたり，既存の知識に当てはめてみたりしてしまう傾向を高めてしまうのではないだろうか。

　重要なのは出会う複雑さや試練に対して閉じた限定的な態度をとるのではなく，開かれた態度で応じることであり，そのオープンな態度が専門家としての発達を促進させる（稲垣ら，2021）のである。分からないことを楽しめるくらい，筆者自身も開かれた態度を持っていたいし，大学院生の皆さんにもその姿勢を持っていてもらいたいと思っている。

(3)　謙虚さを忘れない姿勢

　3点目としては，「謙虚さを忘れない」ということである。

　勇気を出して，疑問に思ったこと気づいたことなどを，実習担当の臨床心理士や医師，看護師などの病院スタッフにたずねた際，自分が思っていたの

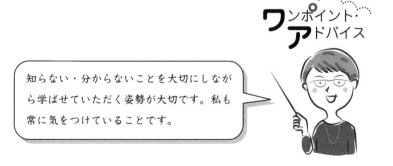

ワンポイント・アドバイス

知らない・分からないことを大切にしながら学ばせていただく姿勢が大切です。私も常に気をつけていることです。

とは違う答えが返ってきたり，実習生側のズレた認識を指摘されたりすることがあるかもしれない。そういったときに，「でも，大学では〜と習いました」「本には〜と書いてありました」などと反論に躍起になる実習生がいるかもしれない。理論に固執する危険性については先に述べたとおりであるが，自分がもっている知識がまだまだ狭く，偏っている可能性があること，本に書いてある理論や知識が，そのまま現場で見られるものではないこと，知らない・分からないことを大切にしつつ，実習指導者であれ患者であれ，学ばせていただく姿勢が重要であるということを，自戒の念も含め，常にもっていたいものである。

(4)　今後の課題として

　最後に，どうも"教員という立場"を意識すると，実習生である大学院生へのメッセージ性が強いものになったきらいがある。日本心理臨床学会・職能委員会（2000）が実施したアンケート調査結果や，津川（2003）では，「大学側の望む実習内容を明確にしてほしい」といった実習現場からの要望が高いことが示されている。しかし，本稿では，それに対する回答にはいまだ至っていない。教育機関として，実習現場にどのような実習内容を期待・希望するのかについては，今後検討していきたい課題である。

　なお，筆者が以前勤めていた大学の精神保健福祉士の資格養成課程での病院実習では，フィールド・インストラクターである病院実習担当者と大学教員担当者が一堂に会し，年に一度，実習内容や課題・問題点についての情報の共有，および検討を行う研修会が行われていた。この研修会を通して，実習内容や指導内容の確認・改善が行われ，効果が認められていた。こういった実習現場と教育機関の連携も，心理専門職養成課程における今後の課題として取り組んでいきたい点である。

付記：実習計画書および実習ノートの例示について快諾してくださった，安田女子大学大学院および長崎純心大学大学院の修了生お2人に，心よりお礼申し上げます。

本章の要点

1. 積極的に実習に臨み，主体的に学ぶためにも，実習計画を立て，実習の目的を明確にすることが重要である。

2. 現場実習では，立てた目的・計画に固執することなく，柔軟な姿勢で"現場"をしっかりと観て，感じながら学ぶ。

3. 実習ノートなどの記録を書くことによって，自分の体験を客観視し，理解を深める。"観察"の姿勢は心理臨床家に必須のものである。

Summary Abstract

引用文献

Corey, M. S., & Corey, J. (1998). *Becoming a Helper, 3rd ed.* Cole Publishing Company.（下山晴彦監訳〈2004〉．心理援助の専門職になるために——臨床心理士・カウンセラー・PSWを目指す人の基本テキスト．金剛出版）

稲垣綾子・石田航・尹成秀・元永拓郎（2021）．心理専門職養成におけるマイルストーンとコンピテンシー——大学院書記教育プログラムの作成過程における検討．帝京大学心理学紀要，25, 31-52.

一般社団法人日本臨床心理士会3期後期医療保健委員会（2019）．医療保健領域における心理職の業務（第2版）．[http://www.jsccp.jp/suggestion/sug/pdf/iryogyoumu20211011.pdf]（2022年2月28日アクセス）

箕浦康子（1999a）．フィールドワークと解釈的アプローチ．箕浦康子編著　フィールドワークの技法と実際——マイクロ・エスノグラフィー入門．ミネルヴァ書房，pp. 2-20.

箕浦康子（1999b）：フィールドワークの基本的スキル．箕浦康子編著　フィールドワークの技法と実際——マイクロ・エスノグラフィー入門．ミネルヴァ書房，pp. 21-40.

野末武義（2018）．公認心理師の養成をめぐる課題——臨床心理士との比較から．明治学院大学心理学部付属研究所年報，11, 43-48.

岡田まり・柏女霊峰・深谷美枝・藤林慶子編（2002）．ソーシャルワーク実習——社会福祉援助技術現場実習．有斐閣

恒吉徹三（2005）：精神科病院実習の留意点に関するノート──実習生としての
　役割　山口大学心理臨床研究，5，3-8.

友久久雄・吉川悟編（2013）．臨床心理実習マニュアル．遠見書房

読んでおきたいブックリスト

川畑直人編，鑢幹八郎監修（2005）．心理臨床家アイデンティティの育成．創元社
　臨床教育・訓練について，学内・学外実習を含め，さまざまな立場や視点から書かれています。臨床現場で人を育てる立場の人にも，臨床家のたまごである訓練生（院生）にも参考になります。

村上須賀子・竹内一夫・横山豊治・前田美也子編著，日本ソーシャルワーク研究
　会監修（2007）．ソーシャルワーカーのための病院実習ガイドブック．勁草書
　房
　"先達に学ぶ"という観点で，実習について確立しているソーシャルワーカーの実習ガイドブック。実習の準備から評価まで，実習の送り手である養成校，受け手である医療機関現場のMSW，そして実習生本人が各段階で何をすべきかの，実習ノウハウが網羅されています。参考文献として他職種の実習教本を挙げました。

下山晴彦編（2003）．臨床心理実習論．大塚義孝ほか監修　臨床心理学全書4．誠
　信書房
　教育訓練プログラムを確立することをめざして，臨床心理学の教育と訓練のモデルを提示しています。訓練生（院生）も指導する側も読んでほしい書籍です。

友久久雄・吉川悟編（2013）．臨床心理実習マニュアル．遠見書房
　臨床心理士養成のための実習マニュアルです。実習での心得といった実習のための基本から，実習の中で必要となってくる臨床心理学的な知識がまとまっています。特に第1部を事前学習で学ぶとよいでしょう。

八木亜紀子（2012）．相談援助職の記録の書き方──短時間で適切な内容を表現
　するテクニック．中央法規
　記録に必要とされる要素や用いるべき語句，実際の記録の添削例などを収載し，限られた時間で的確な記録を残す具体的なノウハウを提示されています。特に，「専門家として適切な表現集」は非常に参考になると思います。

第12章　精神科医師から伝えたいこと

［笠井清登］

　学んでほしいこと

　精神医学とは，人間の精神と行動の不調に対して，本人のニーズを中心に据え，脳から社会までの多階層的なアセスメントを行い，本人の望む生活と人生を取り戻す方向に多次元的に支援しようとする医学分野である。したがって，そもそも他の医学分野に比べて個別性，多様性への視点が圧倒的に必要になる。自ずとアセスメントや支援も，精神科医単独では不可能と言ってよく，多職種協働が必然となる。そして，当たり前のことほどあえて意識化する必要があるが，患者は専門家から一方的にアセスメントされ，支援を受ける対象ではなく，治療に向き合う主体であり，本人とスタッフの共同意思決定が，望ましい，などではなく，それなくしては成り立たない。

　心理職がそのなかで，どんな役割を果たせばよいのか，実習を機に本格的に考えていただけると嬉しい。精神科医も個別性・多様性が大きいので，人によって言うことは違うと思うが，私は，言語化されにくいものについてのアセスメントと介入のプロであってほしいと考えている。

　私は，研修医１年目のときに，外部講師としてロールシャッハ・テストを教えに来てくださっていた心理職の方から受けた，「心理の先生はすごい！」という感動が心に刻まれ，今に至る。その感動が大袈裟ではない証拠に，こうして大学病院という総合病院精神科で多数の心理職の方々と一緒に仕事をし，皆さんのような立場の方々の実習・研修に長年携わり，ついに本書に稿を寄せるというありがたい機会をいただくまでになっている。タイトルは，「精神科医師から伝えたいこと」となっているが，心理職を目指す皆さんが，

精神科実習前の予習として読むことを想定し，なるべくその立場に立って書くこととする。

　実習で学んでいただきたいことは，講義だけでは分からない，患者さんの実際の様子を知っていただくことがもちろん大事である。しかし，せっかくの機会だから，もう少し踏み込んで職業人の行動をシャドーイングするようなつもりで実習・見学していただけるとよいと思っている。皆さんはこれから心理職として働くので，指導してくれるベテランの精神科医の言動のみならず，実習先の医療機関で働く心理職の方で，「いいなあ」と思える方がいたら，その方の話を聞いたり，行動を真似てみたりしていただくのがよい。皆さんの大学の指導教員の方々も，もともとは現場での豊富な臨床経験を持って教員となられた方が多いと思うが，医療現場での臨床経験はない方もいらっしゃると思うし，持っていても，その方が医療現場で働いている生の姿を行動モデルとすることはもう叶わない。

　大学病院精神科などの大所帯での実習機会のある方は，若手医師（研修医）や若手の看護師，精神保健福祉士の方々などのチームに混じって実習したり，コロナ禍が終息してからのことであるが，懇親会の機会などがあれば積極的に参加していただくとよいと思う。こころの支援のあり方は，時代，社会の変化とともに加速度的に変化していっている。ベテランのうんちくに耳を傾けるのも勉強になるが，同世代の他の職種（や専門職を目指す方）と交流し，どんな視点や姿勢を持って実践や研修に取り組んでいるのかをライブで学ぶことは，将来の多職種協働に大いに役立つと思う。

　次のセクションからは，精神科医がどのように人間存在をとらえているか，その見方・考え方を具体的に紹介していく。このように，他の職種がどのような価値観に基づいて，どのような方法でクライエントと関わっているのか，ということを知ることが，多職種協働の原点となる。実は精神科医が，どのように人間存在と脳と精神と行動と客観世界の関係をとらえているかも，他の医学分野でどのように専門医がその専門とする臓器の構造・機能をとらえているかよりも，多様で個別性が高い。もし指導してくれる精神科医との雑談タイムがあれば，そういったことを質問してみていただけると，

その多様性に驚くかもしれない。

　本稿は実習生用の心構えを書くことで精一杯であるので，多職種協働において必要な心理職としての素養をより深く学びたい方には，講習あるいは実習中心のコース（東京 TICPOC プログラム）や，テキスト（藤山・笠井，2020；笠井ら，2020；藤山ら，2020）などの学びの機会も用意されているので，あわせて参考にしてほしい。

2　精神科におけるアセスメント・介入の流れ

(1)　初診時のアセスメント・介入

　心理学の教科書で，bio-psycho-social model を学ばれた方は，いったんそれを脇に置いてみてほしい。ほかでもない私も，本書の前版（2009 年刊）で，bio-psycho-social model を用いて説明を展開していた。bio-psycho-social model は，間違っているのではなく，理論としては正しいからこそ，実践の際に折衷主義が潜みやすいモデルである。bio-psycho-social model の折衷主義への陥りやすさと，多元主義の違いについて，村井の論稿（藤山・笠井，2020）があるので，ぜひ心理職として現場に出るようになってからも，繰り返し噛み締めていってほしい。

　私も，多元主義という概念が実践現場での自分の思考・行動と対応づけて腑に落ちるのに，しばらくかかった。実践現場で必ずしも多元主義的に課題解決が図れるとも限らないが，少なくとも自分の臨床行為が bio-psycho-social 折衷主義状況に陥っていないかを，自己モニタリングし続ける姿勢を身につけることをしないと，専門家としての成長は難しいだろう。

　本稿の役目は精神科治療学の総論ではないので，精神科初診（初回面接）に絞って述べていく。患者と出会う際，精神科医は，いきなり bio-psycho-social model で患者を対象化して問診しているわけではない。もちろん，人に出会った瞬間に，何らか言葉にならないケースフォーミュレーションが専門家として自動的に始動してしまうが，まずは患者が安全と安心を感じられるような配慮が第一である。これは医療者として自然に起こる行動でもある

が，一般人として外出時に，そばにいる人が急に苦しそうにして倒れたら，「大丈夫ですか？」と声をかけたりすることと本質的な違いはない。患者に接するのが上手な実習生を褒めて，その訳を聞くと，（私からするとなるほどなあと思える）業種でアルバイトしたことがある，などの話をしてくれたりする。行動科学的にいっても，心身の安全や安心が確保されて初めて落ち着いて話ができ，信頼関係構築の土台となる。この当たり前のことを，病院の診察室で待っている仕事，つまり，困っている原因は何らか精神の問題であり，病院での診療を受けようという動機づけがある来談者を相手にしている私たちは，忘れがちである。知らない人同士の出会いで本来生じるプロセスを端折ってしまっている。

　私も医師になってから，担当患者の自宅を訪問したり，東日本大震災後の地域支援で避難所や市民の自宅を訪問したりすることで分かったことである。初めて他人の家にお邪魔するとき，まず靴を脱ぎ，スリッパを出されたら履き，お茶を出されたら遠慮しつつもありがたくいただく，という自然な行動と，白衣を着て，診察室で患者を待っているときの構えが，どんどん乖離していくのである。

　予診をする際，この当たり前を思い出したい。自分の名前と立場を告げ，来談者が安全や安心を感じているかを確かめながら，本人の話しやすいところから話していただく。医療者に対して，患者が安心して話し始めたら，すでにそれは，この人なら分かってもらえそう，この人となら良くなりそう，という信頼や希望が成立している，つまり回復の前提条件が整っていることを表している。

　そして本診時に，患者と話し始めるときの精神科医の立ち居振る舞いを目に焼きつけてほしい。その前に，どのようにその精神科医が予診の内容を把握するためにあなたと出会うかについても。

(2)　トラウマインフォームドケア

　患者や家族と専門職が出会う際，トラウマインフォームドケア（笠井ら，2020）の理念を専門職が知っておく必要がある。トラウマインフォームドケ

アとは，いわゆるトラウマに焦点を当てた専門的治療技法のことではない。対人支援の際，人は過去にトラウマを受けていることが多く，支援者との力関係を感じさせるようなステレオタイプな関わりや支援構造への当てはめがトラウマの再受傷につながりうる，ということに配慮した／熟知した，ないし，そういうことに自覚的になる支援態度のことである。

　たとえば，患者やその親が，医療者が入院を勧めたときに強く拒否をするケースがある。しかし，親自身のさらにその親が医療ミスに遭い，そのことが家族にとってトラウマ体験になっていることが，かなり後で分かったりする。入院時の行動制限（隔離，身体拘束）を最小限にすべきことは言うまでもないが，たとえば小児期に学校でいじめられた経験のある人が，行動制限によっていじめられた場面がフラッシュバックしてより興奮を強めてしまうこともある。

　トラウマインフォームドケアに基づき，患者や家族の気になる行動の背景に思いを致そうとする医療者の態度の有無は，患者の医療との出会い方を大きく変え，その後の人生にも大きな影響をもたらしうる。

　一方，このトラウマインフォームドケアの概念は，研修で患者の話を聞いてこころを使うことになる研修生にも当てはまる。支援者や支援者を目指す人にも，これまでの人生，特に思春期までにトラウマ体験を抱えている人は少なくなく，そうした場合には，予診だけでもどっと疲れたり，辛くなってしまうこともありうる。そのような心配がある場合には，あらかじめ大学院の指導教員に相談しておくとよいだろう。

　心理職や精神科医のようなこころの支援職は，通常の職業のように，仕事の対象が対象では済まされない。当事者のこころが介入で変化する過程では，治療者側のこころも動き，変化する。研修生の多くはまだ20代半ば，つまり思春期・青年期（adolescence）の終わりかけの時期にあり，その影響は自我が確立した成人より大きいだろう。一方で，そのときの苦しい体験は，専門職としての成長につながるかけがえのない経験となる（藤山・笠井，2020；藤山ら，2020；富樫，2021；笠井，2022）。

(3)　予診の実際
●予診票は情報の宝庫●

　誰（本人とは限らない）が，どのくらいの時間をかけて，どのような様子で書いたかなどを，外来受付の職員に聞くと，いろいろと教えてくれる。氏名（特にgiven name），年齢，性別，住所，家族構成，字の特徴，来談理由などから，大まかにどんな方かを想像し，実際に会ってみたときの一致やギャップを学習に役立ててほしい。

　もちろん，名前や住所からどんな方かを想像するということは，それが偏見につながったりすると本末転倒なので，私たち教える側も注意してその意義を伝えなければならない。名前をつけるのはたいてい親であるので，親の価値観を推定したり，それと本人の今の苦悩に関連がありそうかなど，精神療法の参考になることがある。また，住所地からどんな環境に置かれていそうかを推定することも可能である。しかし，いずれも参考にとどめるべきであって，予測が間違っていた場合は，すぐその先入観を修正すべきである。そういったステレオタイプな眼差しに，患者自身がこれまでの人生で傷ついていたり，うんざりしていることがある。ここでもトラウマインフォームドケアの理念を思い出したい。

●待合室での様子や面接室に入室するときの様子も参考にする●

　ずっと家族にさすってもらっている，ソファーに横になっている，一心不乱にノートパソコンのキーボードをたたいている，入室までの歩行の様子・表情など。

●困っていること，治したいことを，来談者のことばで記載する●

　その前に，「意識」の話をしておく。精神科医の場合は，相手に対して挨拶などを自然にしつつも，自動的に，患者さんの意識が清明かを判断している。これは医師がすべきことなので，心理職の方に専門性を身につけるべし，という意味ではないが，精神科医は，いきなり統合失調症と双極性障害の鑑別をしているのではない。

　まず，意識が清明か混濁しているかを診ている。外因・内因・心因で言え

ば，まず外因性精神疾患から鑑別していると言い換えることもできる。実習生が予診で対応する外来患者は，重度の意識障害の一型である昏睡状態であることはまずないと思うが，医学ではまず意識障害の有無を判断する，ということは知っておきたい。

　軽い意識障害の場合は，やや眠たげでぼんやりしており，ときに応答がチグハグである，といった程度の場合もある。名前，年齢，日付，今いる場所や，直前の食事の内容，面会者が最近来たか，簡単な計算（たとえば，100マイナス1を繰り返してもらう）などをさりげなく質問し，軽微な見当識障害や認知機能障害を見逃さないようにする。病棟患者であればベッドを訪れるたびに行い，一日のなかで意識レベルの変動があるかどうかを把握する。

　なぜ，第一に意識障害の有無を判断するのかというと，緊急性が高いからである。意識障害がある場合には，すぐその場で原因の検索や治療が行われなければ，生命に危険が及ぶ場合もある。意識障害を見逃して精神症状（幻覚妄想，気分症状，不安など）のみで診断してしまうと，ICD-10でいうF2-F4（統合失調症，気分障害，不安障害）に分類してしまうことになる。軽度の意識障害患者に，その原因となる身体因の治療をすることなく向精神薬を投与すれば，意識障害を悪化・遷延させることにもつながるのである。

　総合病院精神科の実習で，リエゾンコンサルテーションチームや緩和ケアチームに帯同できる機会があれば，ぜひ軽度の意識障害について，指導医に食らいついて教えてもらってほしい。それ以外では，ほとんど学ぶ機会がないからである。

　さて，ようやく主訴の話である。精神科では，経緯（受診動機：きっかけ，誰に言われて，誰と来院したか）の把握が重要である。本人には，なんともない，強いて言えば眠れないという自覚しかないが，実は強い症状で家族や職場の同僚が心配し，本人が嫌がるのに連れてきた，といった，主観と客観世界の解離が見られることも少なくない。

　受診動機も，「精神障害を発病したので治したい」といった，私たち専門家が期待するようなものとは限らず，主治医が交代して相性が合わなくなった，自分では内科の病気だと思っているのに内科医が精神科に行けと言った

ので嫌々ながら，などさまざまである。

●生活歴・現病歴●

　精神科の場合，病歴の聴取と生活歴の聴取は切り離せないことも多い。もともとどんな人か，生活上の屈曲点などが浮かび上がるように聴く。学校の通信簿（成績表）や子どもの頃の写真などを初診時に持ってきてくれる親もいる。精神科医が再診時にそうした情報を持ってくるように家族に依頼することもある。

　たとえば，初めてうつ状態を呈したことが主訴の中年男性でも，学生時代から社交的でリーダー格，入社後にも営業全国トップで……と聞けば，軽躁エピソードがなかったかを詳しく聞き，双極性障害の診断に結びつくこともある。

　統合失調症圏の診断には，いつまでその人なりの社会機能の水準が保たれ，いつ頃からそれが低下しているか，なども重要になってくる。

　現在の生活障害の程度も必ず聞いておく。具体的には一日の過ごし方を聞くとよい。起床・就寝時間，日中何をしているか，交友，一人で外出するか，どこまで外出するか，家事をどの程度しているか，食事の取り方などである。たとえば，「日中 SNS ばかりやっており外出しない」とか，「自分のことを話しているように感じるのでテレビを見られない」など。

　どんな職がどのくらい続き，どういう理由で辞めているかを聞くと，予後予測や今後の目標設定につながることもある。

　近年，精神疾患を持つ人のなかに，小児期のトラウマ体験（ACEs：adverse childhood experiences）を持つ人が多いことが知られている。初回面接のなかで自分から話すようであればよいが，辛い体験ほど思い出したり他者に語ることが難しかったり，十分言語化されていなかったりする。ときには診療を開始してから，5 年，10 年経ってから，初めてトラウマが語られることもある。予診者としては，上述のトラウマインフォームドな態度，すなわち多くの人にトラウマ体験がある可能性を念頭に置くことは重要だが，無理にACEs を聞き出すことはしなくてよい。

　精神病理学・症候学に基づいて精神症状をとらえるだけでなく，その行動

化の予測を行うことも忘れてはならない。同じ幻聴でも，それに情動的に巻き込まれて苦痛が強く，行動が左右されるようであれば，急に飛び出すなどの突発的な行動や自傷他害の恐れがあるということを想定しておく必要がある。

　同じく希死念慮があっても，過去の自殺企図歴や，その方法，致死可能性，具体的に企図を考えているか，不安焦燥感がどの程度かによって，緊急に入院させなければならないかもしれない。いずれ入院がありそうな人が単独で初診した場合は，両親などの家族が，治療上の方針決定の際に協力を求められる人なのかどうか（認知症など判断力が十分でない状況，あるいは，本人と DV 加害被害関係にあるかなど），すぐに連絡がとれるか，などについてさりげなく聞いておく。

　こうして将来への見通しを立てておくことも，初診時の大切な技法のひとつである。ただし予診者としてはくれぐれも無理をしなくてよい。

●家族歴●

　家族構成，それぞれ「どんな人」か，お互いの関係などを，できるだけ詳しく聞く。しかし言いよどむことがあれば，何らかのトラウマ体験と関連する場合もあるので，それ以上無理しなくてよい。しかし，そうした心理的抵抗は，アセスメントのキーポイントであることもあるので，本診医に報告したい。

　精神疾患だと，本人や家族が知らない場合でも，そうと思われる人が家族や親戚にいる場合，本人のケースフォーミュレーションに役立つことがある。いわゆる家族図（ジェノグラム）の聴取ではないが，本人に付き添って来院した両親同士がどのように振る舞っているかなども，重要な情報である。また，片親だけが同伴した場合，もう片方の親は今日はどうしているかなどを，さりげなく聞く。

●既往歴●

　可能であれば，本人からばかりでなく両親等からも，出生時体重，分娩異常，熱性けいれん，頭部外傷，アレルギー性疾患（アトピー性皮膚炎・喘息），言葉・運動の遅れなどをよく聞いておく。日本では母子手帳が普及し

ており，小児・思春期の患者の家族だと，持参してくれる場合がある。

●まとめ●

■**表出**——どんなふうに見えたかを描写する。服装，身だしなみ，挨拶，顔色，視線，表情変化，声の大きさ・抑揚，話のまとまり，理解能力，共感性，姿勢・体動，態度（協力的・防衛的）など。ただし，カルテは本人のための記録であり，閲覧する権利もあるため，書き手の主観や価値観が反映しすぎ，本人を傷つける可能性のある記述は控えるべきである。

■**知的側面の評価**——次に（本当は同時並行的に）精神科医が評価しているのは，知的側面である。もともと知的に問題のない高齢者が記銘力障害を生じてきたようであれば，認知症圏の疾患を疑わねばならない。一方，認知機能検査で点数が低いからといって，認知症とは限らない。もともと知的に高くない，あるいは薬の服用などで認知機能が低下している場合もある。

どの精神障害であっても，知的側面の評価は，診断とは次元・軸の違うものとして行うものである。同じ精神障害の診断がついたとしても，知的水準が高い人と低い人では，予後予測や精神療法的対応，家族指導，社会資源の紹介の内容なども異なってくることがある。

一方，知能検査の点数はあくまで参考にとどめる。うつ状態のときに知能検査を受検すれば，本人の状態が良いときに比べて低得点となりうる。下位項目得点のばらつきがあったからといって発達障害とは限らないし，全部の下位項目得点がそろって高得点であっても，自閉スペクトラム症と診断される人もいる。

特に注意しなければいけないのは，教育・職歴の聴取だけを頼りにしないことである。たとえ大学を出ている，有名企業に入社したといっても，境界域知能の当事者もいる。そういう場合には同じ精神障害診断でも，社会適応が困難となりやすい，情動コントロールが悪い，対処行動が衝動的，言語的働きかけがうまくいかないなどの特徴に応じた対応が必要となる。

DSM-IV で採用されていた多軸分類は，精神医学のアセスメントを学ぶうえでは有用な考え方である。DSM-IV では，ICD-10 にあるような主たる精神障害を I 軸，知的機能や人格の障害を II 軸とし，身体的・心理社会的な

要因の記述や大まかな社会適応レベルの評価（GAF：global assessment of functioning）を加えた多軸で患者の全体像を記述しようとする。

　　■**状態，診断（鑑別診断を含む）**――「○○状態」とまとめる。そして，その根拠となる体験・症状を列挙する。診断分類については次項で詳述する。

●精神障害の分類●

　　精神障害の分類を大まかに把握するには，教科書や DSM の疾患の羅列を丸暗記しようとするのではなく，旧分類である外因性・内因性・心因性精神障害という枠組みと，それがどのように ICD-10 の F0, F1, ……に反映されているかを理解するのが近道である。

　　■**外因性（F0, F1）**――たとえば，アルツハイマー型認知症，脳腫瘍に伴う幻覚妄想状態，甲状腺機能異常に伴う気分障害のように，脳の器質的異常に原因が求められる精神障害である。どのような精神症状が出現しやすいかには原因別に特徴はあるが，どの原因であっても，どの精神症状でも起こりうることは知っておきたい。たとえば，甲状腺機能亢進症に伴う症状性精神障害の場合，教科書的には躁状態などが多いとされているが，幻覚妄想状態を呈する場合もある。

　　■**内因性（F2, F3）**――外因性精神障害のように脳の器質的異常が（少なくとも現在の検査手段で）同定できないが，何らかの生物学的原因が想定される精神障害のことで，統合失調症圏の障害や，気分（感情）障害（双極性障害・単極性うつ病）が含まれる。

　　■**心因性（F4）**――生物学的原因を想定できない心理的な要因によって発症する精神障害として定義されたもので，不安症，急性ストレス反応，外傷後ストレス障害（PTSD：post-traumatic stress disorder）などを含む。

　　ただし統合失調症，PTSD などでも，素因としての，あるいは発症後の脳機能変化が見出されるようになってきており，外因性，内因性，心因性といった区別は従来考えられてきたものほど明瞭ではない。

●身体状況に起因する精神障害を念頭に置く（架空ケース）●

　　医療現場での実習でしか学べないことなので，予診担当ケースで出会う可能性は高くないが，病棟回診などの機会を大切にしてほしい。また，指導す

る精神科医に頼めば，入院患者や外来再診患者などの診察に同席させてくれるかもしれない。

■**若年女性の甲状腺機能亢進症**——高校に進学したばかりの女性が，母親に伴われて来院。易疲労感，倦怠感があり，不登校となり，スクールカウンセラーによる対応も受けているが良くならない。学校ではいじめなどはまったくなく，家族関係も良好。本人・母ともきっかけが思い当たらず，なぜこのようなことになったのかと当惑している様子。視診上，顔が汗で濡れたようになっており，眼球がわずかに突出。頻脈があり，最近体重が減っている。バセドウ病を疑い採血を行ったところ，甲状腺機能亢進を認め，内科受診により同病と診断。内科的な治療により，易疲労感・倦怠感も改善し，再び元気に登校するようになり，数回で終診した。

■**中年以降の頭痛と器質性障害**——老齢女性が，頭痛を訴えて他科にかかったものの，あまりにも感情的に訴えるので医師からパーソナリティ障害とされ，十分な検査を受けず精神科医に紹介されてきた。問診にて，乳がんの手術の既往があることが判明。また，心因性に頭痛をきたすようなストレス因は見当たらない。そこで，頭部画像検査を行ったところ，乳がんの脳転移があることが分かった。

■**内科薬と認知機能障害**——長年小売店を営んできた老齢男性。最近おつりの計算を間違えるようになり，店番ができない。認知症ではないか，と家族に付き添われて来院。長谷川式スケール26点（30点満点）。問診により，最近頻尿を訴えて泌尿器科から抗コリン薬を処方された時期と，認知機能障害の発症時期が一致していることが分かった。抗コリン薬の中止によりすっかり記憶機能が改善し，また店番ができるようになった。

■**睡眠時無呼吸症候群**——太っている，扁桃肥大，鼻中隔湾曲，いびき，少顎症などがキーワード。上気道（空気の通り道）が閉塞することにより起こる。日中の眠気，集中力低下，頭痛などでうつ病と思われ，ベンゾジアゼピン系睡眠導入剤が追加され，さらに舌根沈下により気道閉塞が強くなり，難治性うつ病と思われているケースもある。もちろん，すべての精神障害に合併しうる。

　睡眠時無呼吸症候群の診断がつけば，CPAP（持続性陽圧呼吸療法）などの適切な治療により改善し，うつ病と思われ長期休職していたサラリーマンが，問題なく出社できるようになったりする。

　■**染色体起因性疾患**――幼少期の心臓疾患の手術の既往，鼻声，口唇・口蓋裂，軽度の精神発達遅滞などの特徴があれば，22q11.2 欠失症候群*を鑑別に挙げる。心臓疾患を合併していない場合，小児期に染色体検査による診断がなされず，知的障害，あるいは統合失調症とのみ診断されているケースがある。頻度は高くないため，精神科実習で学べる機会があるとは限らないが，知識として知っているだけでも，実際にこうしたケースや親の支援をスクールカウンセラーとして担当する際などに，大いに役立つ（22q-pedia）。

●治療方針を立てる●

　精神科というと治療＝薬物療法と考えがちだが，必ずしもそうではない。医療者が間違いやすいのは，治療，特に薬物療法を行うことは暗黙の前提で，どの治療薬を選択するかについて患者さんと話し合うのが，治療方針の決定だと考えることである。近年，当事者と医療者との間で治療内容についての意思決定を共同で行うことを，共同意思決定（SDM：shared decision making）と呼ぶが，SDM を「いろいろな薬の作用や副作用を患者と医師でよく話し合ってどれを選ぶかを決める」という意味で，使ってしまっていることがある。そのような会話は SDM の一部であり，そもそも治療をすべきなのかどうか，治療を行うとして，薬物療法を選択するかどうかの段階も本来の SDM には含まれる。

　予後を予測して，適切な治療目標を立てることは大変重要である。たとえば，中等度の認知症の患者が意欲低下で食欲不振になったからといって，うつ状態が合併したとして強い抗うつ薬を投与するのは早計である。認知機能がさらに悪化する，あるいは，ふらつき・転倒で大腿骨頭骨折となり，整形外科に数カ月入院している間に認知症のレベルが悪化する，といったことにつながりうる。

＊　2015 年より国の指定難病 203 となっている。

高齢期の妄想性障害なども，妄想を消退させようとするあまり，抗精神病薬を投与しすぎて副作用が起きてしまい，かえって ADL（activity of daily living：日常生活動作）が下がることがある。こうした場合は，妄想は残っていても，それに本人が心理的に巻き込まれず行動化を伴わない，といった情動の安定化を治療目標とすることもある。

（4）　もう少し知りたい精神疾患の薬と脳

　薬はどこに作用しているのだろう。脳神経細胞 A と脳神経細胞 B が接続するシナプスにおいて，細胞 A の終末から神経伝達物質（ドーパミン，セロトニン等）が放出され，細胞 B の膜上にある受容体に結合し，情報が伝達される。向精神薬の多くは，これらの受容体に作用して，神経伝達物質の結合や取り込みを，促進したり阻害したりなど調節することにより，薬効を発揮している。つまり，薬は脳に効く。

　しかし，ここで話は終わらない。脳はこころを生み出し，行動を生み出す。そしてその行動は，対人関係や生活や人生を変化させる。精神医学的に言うと，脳と困りごととの間にはたくさんの階層があり，1 対 1 対応はしていない。大雑把に言っても，脳 - 症状 - 診断（症状のまとまり）- 困りごとという階層性がある。脳と診断が 1 対 1 対応していない以上，「薬は診断に効く」わけではないことになる。

　一方で，保険医療制度では，疾患の診断ごとに処方してよい薬が決まっている。ある薬を投与してよい疾患のことを，適応病名という。ある薬を適応病名以外の疾患における症状の改善を狙って処方することを「適応外使用」といって，基本的には保険医療行為として認められない。これは，脳科学的には矛盾となりうるが，社会制度上は致し方ない。

　しかし，こうした複雑な事情を忘れ，診断＝薬と自動的に考えてしまうと，以下のようなことが起こりうる。

　たとえば，親からの権威に反発できず，パートナーにいつも言いたいことが言えなくて，抑うつ的な人がいたとする。その人が，親やパートナーのような親密圏だけでなく，大勢の前でスピーチすることにも恐怖を感じるとす

る。診断は，前者の状況がなくても，後者の症状だけで，社交不安症となる。社交不安症に適応のある向精神薬が処方されたとする。その薬が，強迫的な思考やこだわりなどの傾向を和らげる効果をもたらし，「まあいっか」的な思考スタイルになり，自己主張もしやすくなった。親と絶縁したり，パートナーと別れたりして環境が変わり，抑うつ的なところもすっかりなくなり，患者さんからは大変感謝された。しかし，親や元パートナーが，薬の副作用で本人が躁状態になったのではないか，と医師に説明を求めにきた。さてどうするか。

　薬は診断そのものに効いているのではなく，認知や行動を変容させている，したがって本人と他者や社会との関係のあり方の変容にもつながりうる，ということを理解したい。そして場合によっては，薬が単に作用・副作用といった身体や脳への直接影響以上に，その人の人生を大きく変えてしまうことすらありうる。

　個々の薬の薬理作用や適応疾患，副作用を事細かに覚えるのは医師の役目であり，心理職の若い方には，むしろ薬とは人にとって何なのか，というそもそも論に関心を持ってもらうほうが良い。実はこのことも，意外にも精神科医によって考え方が異なるので，ぜひ実習先で雑談してみてほしい。また，精神疾患における薬と脳科学について，本質的な理解の助けになる良書があるので，読んでみてほしい（福田，2012）。

3　治療者－当事者関係のそもそも論

　私が精神科医になった頃に学んだ精神医学は，統合失調症やうつ病，双極性障害などの，内因性精神疾患の診断や治療が中心であった。患者さん，当事者を，「病気に見舞われる」受動的な存在として「病気を中心」にみる見方が支配的であった。しかしその後，当事者の側から，パーソナルリカバリーの重要性が主張され，「病気の有無にかかわらず，内発的に行動を起こして生活と人生を生きる」能動的な存在として「人を中心に」みるという当たり前のことに，ようやく支援の専門家が気づかされたのが近年の国際的な変化

である。

　統合失調症の発症早期の方々の治療や研究を専門にしていた私は，身体と脳を持つ個々の人間存在と客観的世界とが，精神と行動を通して相互作用的に折り合うことを生活と人生と呼ぶとしたとき，その相互作用点として価値を定義することを考えた。そして思春期・青年期は，人が価値を主体化させ，長期的な人生行動へと繰り出していく，人間にとってかけがえのない時期であると考えるようになった（笠井ら，2020）。

　精神疾患を対象として観察し記述し分類してきた精神医学は，時代，社会，文化変化の加速化に伴う症状・表現型の変化に右往左往してきたが，こうしている限り主体価値という概念は要請されない。しかし，精神疾患をもつ人に向き合い，多様で個別性の高いリカバリーに関与しようとするとき，主体価値の視点が不可欠になる。これを脳機能として考えるとき，「主体価値という動作特性」を持つ脳に，「後から付加的に」生じてくる現象が精神疾患である。その意味では，主体価値が基本的で，精神疾患は付加的とすら言える。

　本来，人を支援するとは，どういうことだろうか。対人支援・サービスとは，どうして生まれるのだろうか。皆さんにこうしたそもそも論の質問をすると，意外に考え込んでしまう。ごくたまに，「困っている人がいるから」と小声で自信のなさそうな答えが返ってくる。お恥ずかしい話だが，私自身も，つい最近までこうしたことを明確には考えてこなかった。皆さんはどうだろうか。

　まず，対人援助職や，その役割を定義する社会制度が生まれる前の，比較的少数の人間集団を考えてみる。困っている人がいれば，その人を対等な関係のなかで助ける同じ協力集団内の素人の人（ケアラー）がいる，というシンプルな支援構造となる。しかし，集団のサイズが増えると，家族や隣人などのなかでの素人同士の自然な助け合いだけではなく，支援が職業化し，専門職集団が形成される。また，個々人の行動をまとめてルールで統御したほうが効率的であるため，集団サイズの大きい人間社会に生まれるのが社会制度である。

　それは専門職集団にも応用され，支援の内容や支援者の役割が定義され，資格化され，専門職の教育が確立していく。いつしか，治療者と当事者（患者）が，医療を行う側と受ける側に分離していき，権威，知識，意思決定などの勾配が生まれる。

　こうした治療者－当事者関係を，対等な共同創造的関係に再統合しようとする機運が生まれてきており，今後長く支援職をやっていこうと決意された皆さんは，ぜひ，東京大学 TICPOC プログラム，熊谷（2020），富樫（2021）などを精読していただきたい。

　なお，私もこうした考えを医療者・医学研究者として，患者さんや現象を対象とすることで見出していったつもりだった。しかし，今振り返ると，自分という存在が，原家族のなかで育ち，思春期以降人生の節目節目でさまざまな人と出会いながら，どのように主体化して，客観世界と折り合おうとしてきたのか，という行動履歴として見ることもできそうに感じている（笠井，2022）。

 ## 4　予習の重要性と倫理性

　これを最初に書くと，皆さんの心を閉ざし，本を閉じられてしまうリスクがあるので，最後にした。本書を手に取り，ここまで読み進めていただいた，真摯な姿勢のある皆さんには釈迦に説法だが，学習（熊谷，2022）というのは，何らかの事前知識に基づいて予測を立てて（予習），本番でそれが合っていたり間違っていたりすることで知識が更新され，新しい行動が身についたりすることである。それが講義ではなく，臨床現場で行われる場合に実習と言う。したがって，学習の成果は，事前知識やそれに基づく予測に影響される。ここでいう学習とは，学校教育でいう学習よりは，基礎心理学で学んだはずの学習の定義を思い出していただけるとよい。

　だから予習は重要だ。では，何を予習すればよいだろう。もちろん精神医学の教科書を全部読むことは，読まないより良いに決まっているが，なかなか現実的でない。そこで私がお勧めするのが，前の学年の先輩の実習の感想

文を，指導教員の方に見せてもらうことだ。いろいろな先輩が共通して書いていることがあれば，そのことが予習のポイントになる。

　熱心に感想を書いてくださるので，真面目に参加してくれたのだなあ，と思いつつも，毎年同じような感想を読むにつけ，ちょっぴり残念に思うことがある。たとえば，多く見られる感想として，「精神科のカンファランスでは薬物療法についての会話が多く，ついていけなかったので，これから薬について勉強せねばと思った」「精神疾患の患者さんに会うのは正直怖かったが，会ってみると普通の人であり，スティグマを持つのは良くないと思った」というものである。ちなみに多くの方はそう書くのだが，実習中に口頭で質問を受け付けても，その場では質問してくれない。すなわち，せっかくの実習なのに，「学習」が成立していないのである。

　先輩のそういう感想を読んで，何らかの知識を持ってからいけば，その知識が診察の見学やカンファランスでの医療者の会話の理解に少し役に立ったり，あるいはまったく役に立たなかったりすれば，書かれる感想も変わってくる，つまり学習がより進む。

　私がなぜこのようなことを言うかというと，医療場面での患者さん，特に精神科の患者さんはそもそも，いっそのこと消え入りたい，というくらい心理的に辛い状況にある。見ず知らずの学生さんの見学に，「教育のためだからそれに協力するのは重要だ」と，心理的に余裕があるときであれば思えるようなことが，そう思えない。自分の体験が少しでも支援者を目指す人の役に立てば，という振り絞るような気持ちで同席を許してくださっている。学校の先生（それを職業としている）から「予習をしろ」と言われて嫌な思いをしてこられた方もいるかもしれないが，そのことと同質にはとらえられないところがある。より良い学習が成立するように予習する態度は，患者さんの善意に応答する倫理的な姿勢でもある。

　私も朝から外来診察がある日などは特に，前日に早く寝て，体調を整える。実習中もぜひ万全の体調で臨みたい。患者さんとの出会いやスタッフとの出会いが，より深いものになると思う。専門家として技術を身につけようとする人が，「学習」する現場なのだから。

本章の要点

1. 現場で働く心理職の方の言葉や行動から学ぶ，絶好の機会としてほしい。
2. 同じような立場（研修段階）の，他の職種の方と交流してほしい。
3. 現場の精神科医に，「心理職が必要とされる理由は何か」とか，「薬はなぜ効くのか」「脳と心の関係は」などの，そもそも論を尋ねてみてほしい。
4. 前の学年の先輩の実習の感想を前もって読んで予習をし，実習という，本来こころに余裕のない患者さんの協力によって成立しているかけがえのない機会を，大切に活かしてほしい。

Summary Abstract

引用文献

藤山直樹・笠井清登編著（2020）．こころを使うということ──今求められる心理職のアイデンティティ．岩崎学術出版社

藤山直樹・津川律子・堀越勝・池田暁史・笠井清登編（2020）．精神療法トレーニングガイド．日本評論社

福田正人（2012）．もう少し知りたい統合失調症の薬と脳（第2版）．日本評論社

笠井清登（2022）．人生行動科学としての精神科医の仕事と人生──making of 人生と making 人生．精神科治療学，37，309-317.

笠井清登・岡ノ谷一夫・能智正博・福田正人編（2020）．人生行動科学としての思春期学．東京大学出版会

熊谷晋一郎（2020）．当事者研究──等身大の〈わたし〉の発見と回復．岩波書店

熊谷晋一郎（2022）．周縁者が参加できる組織の条件．[https://www.webchikuma.jp/articles/-/2753]

富樫公一（2021）．当事者としての治療者──差別と支配への恐れと欲望．岩崎学術出版社

東京大学 TICPOC プログラム［https://co-production-training.net］

22q-pedia ウェブサイト［https://22q-pedia.net］

読んでおきたい・観ておきたいリスト

J-POP VOICE ［http://jpop-voice.jp/schizophrenia/index.html］

　　（精神疾患のある当事者や家族のインタビュー記事や，一部動画が観られます。）

こころの健康図鑑 ［https://kokoro-zukan.com］

　　（メンタルヘルスに関するさまざまな情報や資料が，自由に閲覧できます。）

第13章　精神科看護師から見て

［片岡三佳］

 はじめに

　いろいろな立場から見た心理職を目指す人の精神科実習，ということであるが，心理職を目指す学生と看護師との関わりは，決して多いとは言えない。医療現場のなかで，実習に来ている学生として心理職から紹介を受け，病棟に来ている学生の姿を目にする程度である。

　しかし，これからはこの状況は変わってくると思われる。なぜならば，日本の精神保健・医療・福祉施策は，「入院医療中心から地域生活中心へ」と移行が推進され，多職種協働によるチームワークなしには進められないことを，医療者が実感している。ゆえに，医療現場においても，どの職種の学生であっても，職種を超えた精神保健・医療・福祉の次の世代を担う後輩を育てるという意識や実際が，高まっていくものと確信をしている。

　しかし，残念ながら私の実体験として，心理職になる学生との関わりはきわめて薄い。そこで，ひとりの精神科看護師として出会ってきた心理職との体験や，他の看護職にたずねてみた心理職のイメージなどを含めて紹介し，看護師が心理職との出会いで感じていること，心理職に期待していることを伝えることで，心理職を目指す学生の皆さんの参考になることができればと考えている。

　精神科看護師から見た心理職を目指す精神科実習ということは，心理職や学生から見た看護師の姿があるわけで，本題に入る前にまずは，看護職集団外から見える看護師の姿を考えてみた。そして，心理職を目指す学生の皆さんに，看護師について少しでも知ってもらい，看護師と関わる際の参考にし

ていただければ幸いである。

 違う立場から見た看護師について

　精神科医療の現場では，多様なニーズを持つ患者や医療の利用者の要望に
応えるため，実に多種多様な職種が存在し，多職種との協働が課題になって
いる。つまり，医師，看護職（看護師・保健師・助産師），心理職，精神保健
福祉士・社会福祉士，作業療法士・理学療法士，薬剤師，介護福祉士，ヘル
パーなど，さまざまな職種の人々との専門職性に基づいた役割分担とチーム
ワーク，その連携が課題になっている。

　看護職の役割はさまざま述べられているが，私は精神看護の役割につい
て，「精神障害の有無にかかわらず人は変化と成長の可能性を持ち，自己実
現を目指し，その人らしく生きる権利がある。その過程を，精神疾患や障害
を抱えることでの個人の生活のしづらさに着目し，自己存在を中心とした援
助に関わること」だと考えている。

（1）　医療現場での看護師像
●メディカルスタッフ内の大集団●

　多くの医療現場において，心理職は少人数で配属されることが多く，一
方，看護師は集団で配属されている。そういった実質的な人数の多さ，看護
師が着用している白衣の神話性（と言っても，最近の看護師のユニフォーム
は変化していますが），歴史的にも古くから医療現場に存在する看護師に対
する個人の認知度の高さによるものか，少人数の職種から見たときに看護師
は集団で存在しているように見え，大なり小なりの威圧感を感じている方も
多いのではないかと思われる。

●忙しそうで声をかけにくい存在●

　このようななか，心理職や心理職を目指す学生も，業務に追われバタバタ
しているように見える看護師に対して，話しかけることに躊躇されることも
多いのではないか，と推察できる。ある心理職から，「私は病棟に入るたび

に『おはようございます』と挨拶をしているのに，看護師さんたちはいつも返事をしてくれない。私は看護師さんたちに嫌われているのでしょうか」といった話や，同様の声を，医療関係者や看護学生からも聞くことがある。

　看護教育において，接遇のなかでも特に挨拶や"ほう・れん・そう"（報告・連絡・相談）の重要性を学生に伝えている。看護学生時代にはあんなにひたむきに挨拶をしていた看護学生が，看護師になり臨床現場のなかで挨拶をしないという話を耳にするたびに，同じ看護職である私には胸が痛い話でもある。

●看護師特有の雰囲気●

　しかし，冷静になってこの現象を看護師の立場で振り返ってみると，私自身も看護師集団の一員として臨床現場にいるときは，患者のことを考えることが中心になっており，看護師集団がかもし出す独特というか特有の空気（雰囲気）を出していることに気づかなかった。私自身も看護教員になり，外部から精神科病院や病棟に出入りする機会を得るようになり，看護職集団のかもし出す空気（雰囲気）を実感している。

(2)　看護師との接触法

　看護師は多くの患者を担当し，自分に与えられている時間と患者や病棟の状況を考慮しながら，その勤務帯の自分の行動を臨機応変に対応しつつ組み立てている。バタバタしているように見える看護師の行動でも，先ほどもあったメディカルスタッフの存在を無視しているわけでもなく，メディカル

ワンポイント・アドバイス

白衣は透けて見えることがあるので，服装には気を配ってください。また，女性の場合は，胸元が見えないデザインの服を選びましょう。

スタッフの存在は存在で案外と見ているのである。少し勇気を持って看護師に声をかけていただければ，案外と簡単に看護師の他者を受け入れる門は開くものである。

●「今，いいですか」という声がけ●

その際のキーワードとして私が行っていることは，「今，いいですか」と前置きをしてから看護師に話かけることである。実に簡単な，当たり前の言葉であるが大事にしている。看護学生に指導する際も，「看護師の話を聴いたり自分の考えを聴いてもらうときは『今，お時間はいいですか』と必ず確認をしてから行うように」と耳打ちをしている。

バタバタしておらず一見，何もしていないように見える看護師の姿であっても，看護師は頭の中で実に多種多様なことを考え巡らせている。その際に，突然に声をかけられ一方的に話をされると，看護師の習性として，話は聞いてはいるが，さまざまな思いを持ちつつ聞くことになってしまう。

ゆえに，看護師に用事があり話しかけたいときは，「今，話があるのですが時間はありますか。○分ほどいいですか」などと声をかけることを勧める。そうすることで，いったん看護師の関心が声をかけてもらった方に向くことができ，そのうえで都合を確認すれば，時間がない場合は改めて時間が設定されるわけであり，時間が合えば話ができる。そして，看護師の心の中には，看護師の状況を察してくれる人として，声をかけてくれた存在がインプットされ，その相手との関係性が育まれていくことになる。

●話しかけてみる●

元来，看護師は世話好きが多い。忙しさのあまり，患者のことを考えるあまり，メディカルスタッフや学生からの挨拶を無視してしまうようなことがあるかもしれない。しかし，決して他意はないし（特に学生に対しては），挨拶をしている人を看護師は必ずよく見ている。

看護師は患者と過ごす時間が長いため，患者のことをよく見ており，カルテには記載されていないさまざまな情報を知っている。臨床現場に慣れない学生にとってはかなりの勇気が必要と思われるが，ぜひ看護師に話しかけていただき，精神医療の理解を深め，多職種協働に向かう一助になることを

願っている。

 ## 3　看護師として出会った印象に残る心理職

　看護師として大学病院や精神科病院での勤務，研究，災害時のこころのケアのなかで多くの心理職に出会ってきた。そこで印象に残る3人の心理職についてふれたい。

(1)　卒業直後に看護師として初めて出会った心理士

　看護職としての心理職との出会いを振り返ってみると，初めて心理士と出会ったのは，1980年代後半に大学を卒業して初めて就職した，大学病院精神科病棟だった。

●父親的存在の心理士●

　年輩と思われる重厚感のある男性心理士が，精神科病棟奥にある医局の一室におられ，箱庭療法の箱庭が置いてあるのが印象的であった。新人看護師の自分にとっては，その男性心理士の風貌もあり，雲の上のような存在であったが，チョコチョコと看護師の休憩室に顔を出され（もちろん，昼食時や日勤終了後だが），お茶を飲まれたり，一声をかけていかれたり，入退院を繰り返し長期的に関わっている患者のことを話していったりしていた。

●看護師たちのカウンセラー●

　看護師長や先輩看護師たちがその心理士を頼っていることは，新人看護師の私にもすぐに分かることができた。私は畏れ多くてその心理士のところには行くことができなかったが，先輩看護師は病棟奥にある心理士のいる部屋に話に行っているようで，精神的に不安定な先輩看護師のカウンセラー的な役割をしていることが印象的であった。

　大学病院に勤務している看護師は，年齢も若く精神科看護の経験が浅い者が多かった。とりわけその精神科病棟では，看護師長が母親で，その心理士が父親的な役割を担っており，家族的な一面があったように思われた。新人看護師であった私がその心理士と直接関わったという記憶はないが，その精

神科病棟において，看護師長や先輩看護師に見守られ育てられたと感じるような安定した新卒時代を過ごすことができたのも，その心理士が看護師を支えていた背景があってのことだと確信をしている。

●**頼りにくい心理士**●

　しかし，その心理士が辞められた後の心理士は，心理検査を行うために病棟に来る以外はいつも医局にいる人，という感じであった。患者の心理面を知りたいときは，心理士にたずねるよりは日常的に身近にいる医師にたずねることで困ることもなかった。心理士と看護師との物理的距離に加え，心理的距離も遠くなり，心理士の存在感がなくなっていった。

(2)　大学病院で勤務している心理士との出会い

●**関わりの稀薄な心理士**●

　看護師になって3年目に転職した民間の精神科病院では，心理士が1人しかいない状況で，心理士との関わりはますます薄くなっていった。

　心理士は，心理検査を実施するために病棟に来ることがあり，そのため，看護師が患者を診察室に誘導する程度の関わりはあったものの，心理士は「心理検査の結果をカルテに挟みに来る人」という感じで，印象に残る交流はなかった。看護師として患者の心理面について気になっていても，業務に追われ，夜勤帯に心理検査の結果をカルテから把握することはあっても，心理士に直接たずねようという段階までいかず，医師にたずねることで困ることもなかった。

●**身近な存在の心理士**●

　数年後，看護教員としての立場から心理士と関わってきた。附属病院がある大学の看護学科の助手として精神科病棟に出入りする機会を得たとき，心理士と看護師の距離がとても近いことに驚き，とても違和感を持ち，そのときに感じた感覚を今でもよく覚えている。

　その心理士は病棟にいることが多く，看護師が行うレクリエーション療法（グループ療法）にも積極的に参加し，看護師が育てられているように感じた。また，看護学生の実習プログラムでは，心理士からの話や，学生の疑問

に答えてくれる機会が設定されていたり，看護研究に心理士が関わっていたりと，心理士と看護師の関係がとても近いように感じた。

大学病院は若い看護師が多く，看護師の病棟異動も多いため，看護師の精神科としての専門性が育ちにくいことがある。初めからこのような形態があったわけではなく，心理士の苦労があって，つくりあげられてこられた環境だと推測できた。

また，精神保健福祉センターに看護学生の実習や看護研究指導の関係で出入りをしている際にも，心理士が病棟に来ていることが多く，看護研究やうつ病患者の小集団プログラムでの助言をしたり，心理士が看護師にとって身近な存在であった。

このように，心理士が看護師の身近にいる職場の雰囲気は穏やかなものがあり，看護師自身も落ち着いているように感じた。その背景には，心理士が意識的に病棟に出向き，患者との接触はもちろんだが，看護師と接触する機会をつくっていることによる影響ではないかと思われた。

(3)　精神科病院で勤務している心理士との出会い

精神障害者の退院促進がうたわれ，地域生活を支援するためのシステムのひとつとして，精神科訪問看護の重要性がある。民間の精神科病院の訪問看護において，心理士と看護師との連携がキーワードになった事例に遭遇したので紹介したい。少し長くなるが，以下の事例を読み進めていただきたい。

【事　例】
●Aさんとその家族の既往●

Aさんは40代の女性で，診断名は適応障害，気管支喘息。ホームヘルパーとして勤務し，子どもは2人（10代後半，2歳違い）いる。

Aさんは20代後半で妊娠と同時に結婚し，夫の暴力もそのときから始まった。子どもは2人とも早産で，長女は3歳まで次女と一緒にミルクで育てられていた。Aさんが30代前半のときに離婚し，同時期から子どもの不登校が始まった。長女は心因性の視力低下で障害者手帳を取得し，長女，次

女ともに自殺企図があり精神科に通院となる。

　Ａさんは４年前から，イライラ，過食，衝動買いなどによりメンタルクリニックを受診し，育児困難な状況であった。Ａさんは次女の自殺未遂による入院を機に次女と同じ精神科病院を受診し，Ｂ医師の診察を受けるとともにカウンセリングを受けることになった。

　整理すると，ＡさんはＢ医師と心理士，長女はＢ医師，次女はＣ医師が担当することになり，一家でその精神科病院にかかることになった。そこで，Ａさんの主治医であるＢ医師は，解決策を模索するため訪問看護の導入を指示した。

●訪問看護で見えてきたこと●

　訪問看護師と次女の主治医であるＣ医師が，一緒に初回訪問を行った。そこには，荷物やゴミ，猫の糞尿が散乱している家の環境があり，気管支喘息のあるＡさんや子どもにとって，身体的にも精神的にも影響がある環境であった。ホームヘルパーの業務をこなすＡさんは，一見，障害などはないように見え，訪問看護師はなぜホームヘルパーであるのに自分の家の掃除ができないのかを理解できずにいた。そのため訪問看護師は，なんとかＡさんを理解しようと，Ａさんの話を傾聴すると同時に主治医と相談し，多くの問題点のなかで，気管支喘息があるＡさんと子どもの身体的，精神的影響を考え，掃除を行うことになった。

　訪問中のＡさんは，長女の養育に関する訴えが多く，掃除を始めるのに30分以上かかることもあった。Ａさんは自分で掃除をすることもあったが，猫が掃除をしたところを荒らして元通りにしてしまうため，掃除がうまくいかないと訴えていた。

　また，子どもたちは母親の取り合いでケガをすることもあり，その状況をＡさん自身が対応できないこともあった。訪問看護では，対象者だけはなく，対象者の生活に影響を与える諸要因も含めた支援をすることが求められる。訪問看護師は，あまりにも多くの問題を抱えるＡさんとその家庭を，一人で対処していくことはできないと感じ，同僚の訪問看護師と心理士，主治医と話し合いをもった。

●福祉との連携●

　そこでは，行政の参加の必要性が話し合われ，市の障害福祉担当保健師に連絡をとり，早期の訪問が実現することとなった。訪問看護師は保健師と一緒に訪問し，家庭訪問で分かったＡさんの家族関係や危機的な状況が，保健師から児童相談所に報告された。

　訪問看護師は，訪問看護を行うなかで，Ａさんおよび仲が極端に悪い２人の姉妹の３人が同じ家にいることでの危険を感じたため，訪問内容を保健師に連絡するとともに，これらの状況からＡさんが子育てを負担に思っているのではないかと感じた。そこで，Ａさんに対して，子どものことで思っていることや本心を，主治医や心理士に話してもよいのではないかと助言し，「子どもたちの支援者は多くいるけど，Ａさんの支援する人は誰かな？　保健師さんや心理士，主治医もいるよね」とＡさんを支える人がいることを伝えた。すると，Ａさんは長女の養育に限界を感じていることを，初めて心理士に話すことができた。

　Ａさんを取り巻く関係者には，医師，訪問看護師，心理士，子どもたちの施設関係者，および学校関係者，市障害福祉担当保健師，児童相談所職員がおり，連携が始まった。その後，関係者による話し合いを重ねた結果，長女，次女ともに施設に保護され，母子分離がされた。母子分離がされた直後は，Ａさんは不安定になることも見られたが，時間の経過とともに落ち着きが見られはじめた。

●Ａさんへの治療的関わり●

　Ａさんが落ち着きを取り戻したころ，Ａさんへの関わり方を検討するために，心理士による WAIS-Ⅲ の検査が行われた（WAIS-Ⅲ にて FIQ83）。訪問看護師は，心理士よりＡさんの心理的特性についてスーパービジョンを受け，Ａさんが結果を予測する力，全体の流れを理解する力，時間的概念といった能力が弱いことを理解することができた。

　そこで訪問看護師は，掃除という課題に取り組む指針として，ホームヘルパーであるＡさんの業務にもなじみのある，ケアマネジメント表を利用することにした。たとえば，「自宅の２階にあるパソコンを１階に移動をして，

勉強できる環境をつくる」という目標を立てた。訪問看護師は，Ａさんに問題点，目標，ケア項目を書いてもらった。2階から1階にパソコンを移動させるには多くの物を整理する必要があったが，段取りよく整理し，物を移動させることがイメージできないＡさんは，表に記入することができず，掃除の仕方や手順，どのようにすればどうなるのかといったことが分からないと話した。

●心理士との連携●

訪問看護師は心理士に，ケアマネジメント表をうまく使用する方法はないか相談した。その結果，心理士より，ケアマネジメント表をCBT（cognitve behavioral therapy：認知行動療法）問題解決法の表に置き換えることができること，それをフローチャートにするとさらにイメージしやすいことなどの助言を得た。

訪問看護師は，Ａさんの心理的特性（結果の予測，全体の流れの理解，時間的概念の能力の弱さ）を考慮して，目標を最小限にして掃除の意欲や達成感を実感できるように働きかけた。最初は，訪問看護師がケアマネジメント表を書き出し，Ａさんの考えを引き出すように質問を行いながら，課題を達成するための手順を，Ａさんがケアマネジメント表のケア項目のなかから拾い出し，フローチャートへ記入するように促した。

2週間後に訪問すると，Ａさんは「フローチャートを使って納戸の中を整理したよ。でも，うまくできず掃除をやめてしまった」と話した。訪問看護師は，Ａさんが納戸の掃除を一人で行ったこと，できないと認識したことを評価するとともに，Ａさんと一緒にどうして途中で止めなくてはならなかったか，どこが問題となっているかを振り返ることで再確認した。

そのことで，必要とする物の種類と量が多く，どれをどこに収納すればよいのか分からないことが判明し，再度，問題提起し，物の種類によってどこにどのように収納すると利用しやすいのかと質問しながら計画の立て直しを行い，フローチャートに記入し，訪問看護で実行した。

その結果，Ａさんから「この表はとてもわかりやすい。広い範囲の床に何も物を置かないと掃除機がかけやすいし，猫が物に引っかかって物を散らか

すことがないことが分かったよ」と言葉が聞かれるようになった。実際，物があふれて足の踏み場がなかった家の中の床が，見えるようになってきた。

　Aさんの家庭は課題が解決されたわけではなく，今後も幾度と困難な状況は予測されるが，Aさんは自分を見つめ直す時間を持つことができ，自分の抱える問題と向き合っている状況である。

　上記の事例から，看護師と心理士との連携がうかがわれる。この場面では，大きく以下の3点の連携を取り上げたい。

●Aさんと心理士との関係性を深める潤滑油になった，訪問看護師の声かけ●

　訪問看護師は，実際にAさんの自宅に訪問したため，病院では見えない状況を知る機会を得た。訪問看護が開始された早い時期において，訪問看護師はAさんが子育てを負担に思っているのではないか，感情の表出ができていないのではないかと感じた。そこでAさんに，子どものことで思っていること，本心を主治医や心理士に話してもよいのではないかと助言し，Aさんは長女の養育に限界を感じていることを初めて心理士に話すことができた。そのことで，心理士もAさんの状況をさらに知ることができ，家族関係や緊迫感も察知することができ，次の段階に進んでいくことができていた。

●Aさんの理解につながった心理士による心理的側面の説明●

　訪問看護師をはじめ関係者は，訪問看護の回数を重ねていくたびに，「なぜ掃除をしてもきれいにならないのか」「物が片づかないのにどうして買い物をして物を増やすのか」「ホームヘルパーとして働いているのに，どうして片づけができないのか」などの疑問がわいていた。それは次第に，Aさんに対する偏った印象を持つことにつながっていった。

　そのとき，心理士から心理検査の結果について説明を受け，訪問看護師はAさんが，結果を予測する力，全体の流れを理解する力，時間的概念，といった能力が弱いことなどの心理特性があることを理解することができた。

　Aさんにじかに接することが多い訪問看護師のストレスは大きい。しかし，Aさんの言動は心理特性による影響が大きいことを訪問看護師が納得で

きたとき，訪問看護師の焦りが消失し，訪問看護師自身もあらためてＡさんと向き合うことができていた。

●**Ａさんの心理特性を考慮し援助につながった心理士による**
　スーパービジョン●

　Ａさんの心理検査の結果を元に，Ａさんの特性を考慮した援助の方向性が定まっていった。さらに，ケアマネジメント表をより効果的にＡさんに使用する方法はないかを心理士に相談した結果，ケアマネジメント表をCBT問題解決法の表に置き換えることができること，それをフローチャートにするとさらにイメージしやすいことなどの助言を得た。そのことで，訪問看護師自身が自信を持ってＡさんと関わることができ，Ａさんも掃除の手順をフローチャートで知り，実践に活かし，掃除ができるようになった。

　このように，心理士よりＡさんの心理特性，およびそれを考慮した援助に関する助言を受けたからこそ，Ａさんは個別に応じた援助を受けることができ，訪問看護師自身もCBT問題解決法の理解やスキルアップになるとともに，精神的なサポートを受けていたのではないかと思われた。

（4）　まとめとして

　このように印象に残る心理士は，いずれも看護師との接点が物理的にも心理的にも多い方々であった。看護師は心理士との出会いのなかで，知識面でも精神面でもサポートを受けていたのではないかと考えられる。

4　看護職から見た心理職

　以前，看護職30名（看護師26名，保健師2名，助産師2名）に対して，心理士についてたずねたことがあった。その一部を紹介する（片岡，2005）。

　対象の看護職全員が，心理職の名称について知っていた。また，助産師や，小規模病院の内科や外科病棟で勤務している看護師を除く看護職は，一緒に働いた経験があり，一緒に働いた場所として，精神科病棟，精神科デイケア，緩和ケア病棟，小児科病棟，保健所や保健センターであった。

(1)　心理職との協働の希望

　看護師に，心理職との協働として，「一緒に働きたいか」とたずねたところ，看護職全員が「働きたい」と答えていた。

　その理由で最も多かったのが，「看護師と異なる専門的な視点・連携の必要性」であり，具体的には，以下のものが挙げられていた。

⑴　看護師との視点が違う。いろんな職種の立場や角度からしか見えてこないものもあると思うから，総合すればよいと思う。

⑵　専門的な視点から違った角度の意見がもらえる。

⑶　協力していかないといけない。

⑷　看護師も患者の心理面を支えないといけないけど十分ではない。

　2番目に多かったのが，「看護師が得にくい患者の心理面の情報を得たい」ことがあり，具体的には，以下のものが挙げられていた。

⑴　看護師は患者の日常生活の援助に追われてじっくりと話を聞く機会がないので，患者の思っていることを分析してもらって違う職種の面からも聞きたい。

⑵　看護師がなかなか実施できない面接や観察，各種の心理検査などから，対象者にどのような援助が適切であるかを具体的に判断できる。

　そのほかには，「看護の役に立つ知識・情報を得たい」「心理面の勉強になった・看護に影響を及ぼしてほしい」などがあり，看護師自身が心理職と一緒に働いて勉強になったり，行動に影響を与えられた経験から得た意見があった。

(2)　看護職から心理職への要望

　看護師から心理職への要望として最も多かったのが，「連携が必要なので，

心理職も入ってほしい」という要望だった。具体的には，以下のものが挙げられていた。

(1)　遠慮せずにチーム（病棟・看護職）のなかに入ってきてほしい。
(2)　連携が必要。
(3)　一人でがんばりすぎずに一緒にやりましょう。

　2番目は，「心理職の数が増えて，小規模病院・施設・産婦人科，救急場面などにも入ってきてほしい」があった。具体的には，以下のものが挙げられていた。

(1)　働いている看護師と勉強会や講習会を密に行い，観察や面接の視点を同じくすることで，今まで以上の援助が期待できるのではないか。
(2)　遠慮せずにチームに入ってほしい。
(3)　心理テストをやって，カルテに掲載しているイメージである。チームとして，心理面の配慮などを教えてほしいし，看護師との壁があるように感じた。
(4)　救急場面にも入ってきてほしい。大きな災害や心理面のケアなど。
(5)　一緒にやると良いと思う。もちろん，相談事業などは別々かもしれないが，そのときはカンファレンスなどで情報共有が大事だと思った。家族関係，母子関係，虐待のメカニズムなどを知るときに，心理職の役割は大きいので入ってほしい。

　そのほかには，「勉強会，精神症状をもった患者への環境づくりの検討」「いろいろと教えてほしい」などがあり，具体的な意見には，「症候群の患者も多いので，医師と同様に環境づくりやその指標を考えていけたらと思う」などがあり，多くの看護職は，心理職の専門家の目から見た知識を教えてもらいながら，協働したいという思いが表れていた。

（3）　協働を推進するためには

　このように多くの看護職は，心理職との連携の必要性や，心理職に病棟や看護師のなかに入ってきてもらい，専門的な立場から看護師と異なった視点で意見交換をすることで，さらに患者や医療を受ける方に，良いケアが提供できると思っている看護師がほとんどであった。

　しかし，医療での連携の必要性は実感していても，心理職の人数の少なさ，業務内容の不明確さ，精神科病院の特性などもあり，心理職との連携が個々の努力によるところが大きいと推察される。

　多職種との協働においては，どの職種がイニシアチブをとるかではなく，お互いが専門性を尊重し，活かしつつ，重なりあった役割の実行が望まれる。

 5　心理職を目指す学生の皆さんへのお願い

　今までの述べてきたことは，ひとりの看護師の体験であり，看護職の一部の声であり，個人差が大きいが，参考にしていただければ幸いである。

●看護職からは話かけにくい●

　看護職は人数の多い団体での職種でもあり，特に病棟で勤務している看護職は集団色が強く，職位が明確にあり，役割も決められており，受身になりやすい。看護職が自ら心理職に話しかけていければよいが，忙しさを理由に，また，数少ない心理職と話す機会が物理的にとりくいことを理由に，自ら進んで話しかけることができていない状況にある。

　看護職は基本的には，真面目で人のことを放置できない人が多い。患者に対する思いをたくさん持っており，さらにより良くしたいと思っているが，自らが先頭に立って出ていく人が少ない。だからというわけではないが，心理職のほうからも看護職に気軽に声をかけてもらい，連携ができることを願っている。

●看護師との接点をもってほしい●

　私が印象に残る心理職は，いずれもナースステーションにいる時間も多く，ときには看護師の休憩室でおしゃべりをするように，看護職との接点が多い方々であった。これはひとえに，心理職の努力によるものである。

　本文中にあった勉強会などを通した各職種の理解も重要であるが，このような多職種同士による触れ合いの積み重ねが，連携する基盤や土壌が築かれるのではないかと考える。次世代を担う皆さんには，期待とともにお願いをしたいところである。

本章の要点

1. 心理職が身近に存在する（病棟にいる）と，看護師も情報を得やすく，また職場の雰囲気も穏やかに感じた。
2. 看護職と心理職が双方の専門性を活かし，連携すると，患者や利用者のQOL向上につながる。協働と心理職の専門性への期待は大きい。
3. 精神科看護師から心理職を目指す院生への要望は，接点を持つことによって生まれる職種協働に向けての基盤づくりである。

Summary Abstract

引用文献

片岡三佳（2005）．看護師が語る，他職種の中での心理職．臨床心理学，5(6)，865-870.

読んでおきたいブックリスト

野中猛（2007）．図説ケアチーム．中央法規出版
（医療保健福祉という対人サービスで重要なケアチームをめぐって，必要な基礎的知識と最新情報が図説でまとめられていて，わかりやすいです。）

ジャネット・マアー・AM／野中猛（2015）．コンシューマーの視点による本物の
　パートナーシップとは何か？　金剛出版
　　（精神障害者のリカバリーに向けて，当事者と専門家との本当のパートナーシップ
　　とは何なのかを学ぶ機会になります。）

あとがき

　心理職は，スクールカウンセラーや自然災害・犯罪被害にあった方々への支援，緩和ケア，子育て支援等々，多様な領域からの相談活動が要請されてきている。これらに対応できる心理職の臨床心理実習期間は，学部・大学院でもきわめて少ないと言える。しかも，単に知識を詰め込むものではなく，臨床心理実習を通して学生たちが心理的援助とはどういうことかを問い続ける姿勢を持つことが重要である。

　貴重な時間のなかで，子育て支援やスクールカウンセラーになろうとしている学生には，なぜ精神科実習が必要かという疑問が出るかもしれない。しかし，統合失調症の母親に育てられている子ども，自己臭で悩み部活には行けても授業を受けることができない中学生を想像してほしい。統合失調症や自己臭を知っているか知っていないかによって，子どもたちの理解や接し方が違ってくる。ときには危機介入をしなければならないこともあるし，教師にコンサルテーションをしっかりしなくてはならない。

　さらに，精神科医の陪席をすると，教わることが実に多いのである。そして，精神科臨床を体験すると，精神科臨床に対してどんなに偏見があったかを実感するはずである。

　貴重な意見を寄せてくださった心理職の方々から，現場では院生は実習生ではなく，スタッフとして自覚を持ってほしいという指摘があった。また，大学院の教員は実習の意図を学生たちに伝えるべきであるというご意見と，実習を現場にお任せしてしまう大学院の話が出てくる。実習生だけではなく大学院の教員にも参考になるガイドになっているはずである。近接領域の先生方からも声援をいだいたり，精神医学の基本を紹介していただいたことに感謝したい。実習生には繰り返し読んでほしい内容である。

　本書により，大学院と実習先の組み合わせ，実習内容の多様さが浮き彫り

になったが，精神科実習の基本と必要性については明らかになったと考えられる。つまり何を実習するかも大切であるが，実習生が何をつかむか，それを現場の臨床指導をしてくださる方から助けていただきながら，教員がどう支えるかということであろう。

橘 玲子

索　引

編者紹介

津川　律子（つがわ　りつこ）

　日本大学大学院文学研究科心理学専攻博士前期課程修了
　現在：日本大学文理学部心理学科教授，日本臨床心理士会会長，日本公認心理
　　　　師協会副会長，臨床心理士，公認心理師，精神保健福祉士
　著書：『保健医療分野の心理職のための分野別事例集──チーム医療とケー
　　　　ス・フォーミュレーション』（共編著）福村出版 2021，『心理臨床におけ
　　　　る法・倫理・制度──関係行政論』（共編著）放送大学教育振興会 2021，
　　　　『精神療法トレーニングガイド』（共編著）日本評論社 2020，『改訂増
　　　　補 精神科臨床における心理アセスメント入門』（単著）金剛出版 2020，
　　　　他

橘　玲子（たちばな　れいこ）

　新潟大学教育学部教育心理学科卒業
　現在：元新潟青陵大学大学院教授，新潟青陵大学臨床心理センター長，臨床心
　　　　理士
　著書：『臨床心理学特論』〔新訂〕（共編著）放送大学教育振興会 2005，『カウン
　　　　セリング概説』（共編著）放送大学教育振興会 2005，『スーパーヴィジョ
　　　　ンを考える』（分担執筆）誠信書房 2001，他

著者紹介（執筆順）

津川　律子（つがわ　りつこ）…【刊行に際して，旧版まえがき，第1章】
　　編者紹介参照

奥村　茉莉子（おくむら　まりこ）…【COLUMN 1】
　　東京大学文学部心理学科卒業
　　　現在：本郷3丁目駅前こころの相談室，日本臨床心理士会専務理事，日本公認
　　　　　　心理師協会事務局長，臨床心理士

元永　拓郎（もとなが　たくろう）…【第2章】
　　東京大学大学院医学系研究科保健学専攻博士課程単位取得退学
　　　現在：帝京大学文学部心理学科教授，臨床心理士，公認心理師

森　美加（もり　みか）…【第3章】
　　東京大学大学院医学系研究科健康科学・看護学専攻博士課程修了
　　　現在：帝京平成大学大学院臨床心理学研究科教授，臨床心理士，公認心理師，
　　　　　　精神保健福祉士

花村　温子（はなむら　あつこ）…【第4章】
　　東京家政大学大学院人間生活総合研究科人間生活学専攻博士課程単位取得退学
　　　現在：埼玉メディカルセンター主任心理療法士，臨床心理士，公認心理師，精
　　　　　　神保健福祉士

運上　司子（うんじょう　しさこ）…【第5章】
　　上智大学文学部教育学科卒業
　　　現在：元新潟青陵大学大学院臨床心理学研究科教授，臨床心理士

橘　玲子（たちばな　れいこ）…【第6章，あとがき】
　　編者紹介参照

向笠　章子（むかさ　あきこ）…【COLUMN 2】
　久留米大学大学院心理学研究科博士後期課程単位取得退学
　　現在：広島国際大学大学院心理科学研究科教授，臨床心理士，公認心理師

酒井　佳永（さかい　よしえ）…【第 7 章】
　東京大学大学院医学系研究科健康科学・看護学専攻博士課程単位取得退学
　　現在：跡見学園女子大学心理学部教授，臨床心理士，公認心理師

小坂　宏子（こさか　ひろこ）…【第 8 章】
　東京女子大学大学院文学研究科臨床心理学専攻修士課程修了
　　現在：東京藝術大学学生相談室特任准教授，臨床心理士，公認心理師

大倉　京子（おおくら　きょうこ）…【第 9 章】
　東洋英和女学院大学大学院人間科学研究科人間科学専攻臨床心理学領域課程修了
　　現在：山王教育研究所会員，臨床心理士，公認心理師

有木　永子（ありき　ながこ）…【第 10 章】
　奈良女子大学大学院文学研究科教育学専攻修士課程修了
　　現在：日本大学国際関係学部国際教養学科教授，臨床心理士，公認心理師

生塩　詞子（おしお　ふみこ）…【第 11 章】
　広島大学大学院教育学研究科心理学専攻博士課程単位取得退学
　　現在：安田女子大学心理学部准教授，臨床心理士，公認心理師

笠井　清登（かさい　きよと）…【第 12 章】
　東京大学医学部医学科卒業
　　現在：東京大学医学部附属病院精神神経科教授，医師

片岡　三佳（かたおか　みか）…【第 13 章】
　滋賀医科大学大学院医学系研究科看護学専攻修士課程修了
　　現在：三重大学大学院医学系研究科教授，看護師

本文イラスト：髙嶋良枝（たかしま　よしえ）

しんりしょく めざ だいがくいんせい せいしん かじっしゅう
心理職を目指す大学院生のための精神科実習ガイド

2022年10月20日　第1刷発行

編　　者	津　川　律　子
	橘　　　玲　子
発 行 者	柴　田　敏　樹
印 刷 者	田　中　雅　博

発 行 所　株式会社　誠 信 書 房

〒112 - 0012　東京都文京区大塚 3-20-6
電話 03（3946）5666
https://www.seishinshobo.co.jp/

印刷／製本：創栄図書印刷　　　　落丁・乱丁本はお取り替えいたします
ⓒ Ritsuko Tugawa & Reiko Tachibana, 2022　　　　Printed in Japan
ISBN978-4-414-41692-3 C3011

心の専門家が
出会う法律 [新版]
臨床実践のために

金子和夫 監修
津川律子・元永拓郎 編

定評ある書籍の最新版。公認心理師法にも1章を充て、試験対策にも最適。この一冊で心の専門家が関わる法と実務が把握できる。

A5判並製　定価(本体2400円＋税)

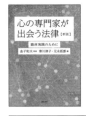

シナリオで学ぶ心理
専門職の連携・協働
臨領域別にみる多職種との業務の実際

鶴光代・津川律子 著

心理専門職が活躍している医療、教育、福祉、矯正、産業・労働、私設・開業の6領域ごとに、多職種との連携・協働の実際を解説した実践書。各章冒頭の架空事例(シナリオ)によって各領域特有の状況を平易にイメージでき、解説もシナリオの流れに沿って進むので理解しやすい。一人職場や初任者の人でも所属領域の特徴がつかめ、他の専門職が心理専門職に何を求めているのか把握できる。カウンセリング演習のテキストにも最適。

A5判並製　定価(本体2000円＋税)

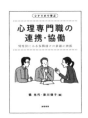